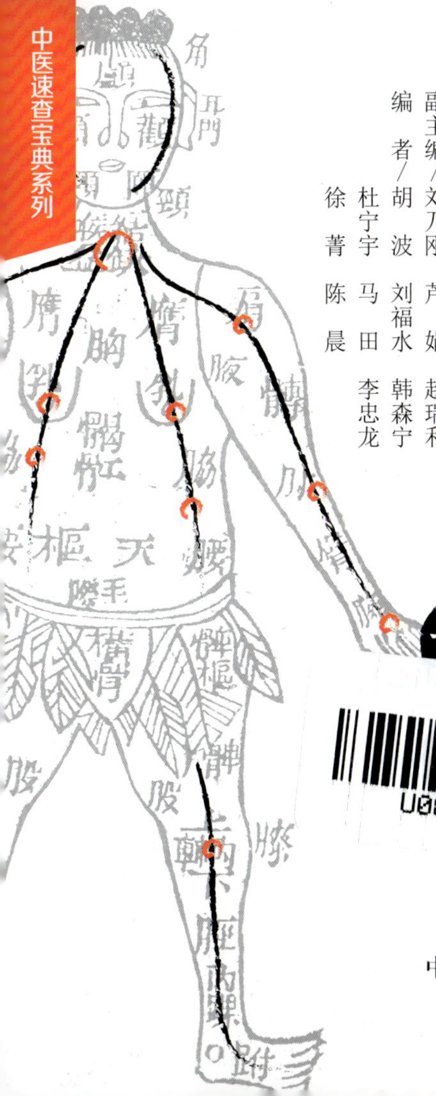

中医速查宝典系列

人体反射区速

主编/郭长青 郭妍 张伟
副主编/刘乃刚 芦娟 赵瑞利
编者/胡波 刘福水 韩森宁
杜宁宇 马田 李忠龙
徐菁 陈晨

中国科学技术出版社
·北京·

图书在版编目（CIP）数据

人体反射区速查 / 郭长青，郭妍，张伟主编. —北京：中国科学技术出版社，2018.1（2024.7 重印）
（中医速查宝典系列）
ISBN 978-7-5046-7638-2

Ⅰ. ①人… Ⅱ. ①郭… ②郭… ③张… Ⅲ. ①按摩疗法（中医）Ⅳ. ① R224.1

中国版本图书馆 CIP 数据核字（2017）第 198744 号

策划编辑	焦健姿　王久红
责任编辑	黄维佳
装帧设计	华图文轩
责任校对	龚利霞
责任印制	徐　飞

出　　版	中国科学技术出版社
发　　行	中国科学技术出版社有限公司
地　　址	北京市海淀区中关村南大街 16 号
邮　　编	100081
发行电话	010-62173865
传　　真	010-62179148
网　　址	http：//www.cspbooks.com.cn

开　　本	787mm×1092mm　1/64
字　　数	59 千字
印　　张	2.5
版　　次	2018 年 1 月第 1 版
印　　次	2024 年 7 月第 8 次印刷
印　　刷	北京盛通印刷股份有限公司
书　　号	ISBN 978-7-5046-7638-2/R• 2068
定　　价	25.00 元

内容提要

本书为《中医速查宝典系列》丛书之一，由北京中医药大学针灸推拿学院、中国中医科学院资深专家、教授联袂精心编写。本书从简明、实用出发，主要介绍了头、面、耳、手、足部反射区的标准定位与主治病症，并配有详细的穴位图解，书后附腕踝针针刺疗法，易学易记，实用性强。本书适合从事针灸临床、教学、科研的工作人员，学生及中医爱好者阅读参考。

编者注：腧穴是人体脏腑经络气血输注出入的特殊部位，俞穴是人体脏腑之气输注于背腰部的腧穴，“腧”“俞”其义皆通“输”，取音“shū”。

编者的话

反射区疗法是建立在全息生物学、经络学及神经反射理论的基础上，采用一定的方法，对人体各全息元中的反射区施加刺激，从而引起人体适应性调节的一种绿色自然保健疗法。

反射区疗法在我国具有悠久的历史，但记载较为分散，没有形成系统理论。20世纪初，美国菲兹杰拉德（Dr. William Fitzgerald）在中国针灸经络的启示下，发表了《区域疗法》（Zone Therapy）一书。我国的医学工作者，结合中国传统医学理论，使反射区疗法不断充实和完善，形成了头部、面部、耳部等一系列反射区疗法。

反射区疗法可改善血液循环，促进新陈代谢，提高免疫力，调节脏腑器官功能等，可起到有病治病，无病保健的作用，具有绿色安全、疗效好、操作简便、经济实用的特点。

为了促进反射区疗法的普及和推广，我们选择了较为常用和疗效较好的一部分反射区疗法进行介绍，其中包括头、面、耳、手、足部反射区疗法。简明实用、易学易记。

目　录

第一章　头部反射区

第二章　面部反射区

第三章　耳部反射区

第五章 足部反射区

附篇　腕踝针

第一章　头部反射区

头部反射区疗法，是指针刺头皮上的特定区域以治疗疾病的一种方法，又称头针疗法、头皮针疗法、头穴透刺疗法。头部反射区疗法的治疗线是以祖国医学理论为基础，按照“按区定穴，联穴划线，以线归经”的原则制订的。分为 4 个区、14 条线。

额中线 Ézhōngxiàn

[标准定位] 在额部正中发际内，自发际上5分处即神庭穴起，向下刺1寸。

[主治] 神志病，头、鼻、舌、眼、咽喉病等。

额旁1线 Épáng1xiàn

[标准定位] 在额部，位于额中线外侧，直对眼内角（目内眦），自发际上0.5寸处，即眉冲穴起，向下刺1寸。

[主治] 肺、心等上焦病症。

额旁2线 Épáng2xiàn

[标准定位] 在额部，位于额旁1线外侧，直对瞳孔，自发际上5分处，即头临泣穴起，向下刺1寸。

[主治] 脾、胃、肝、胆等中焦病症。

额旁3线 Épáng3xiàn

[标准定位] 在额部，位于额旁2线外侧，直对眼外角，在头维穴内侧0.75寸处(即本神穴与头维穴之间)发际上5分处，向下刺1寸。

[主治] 肾、膀胱等下焦病症。

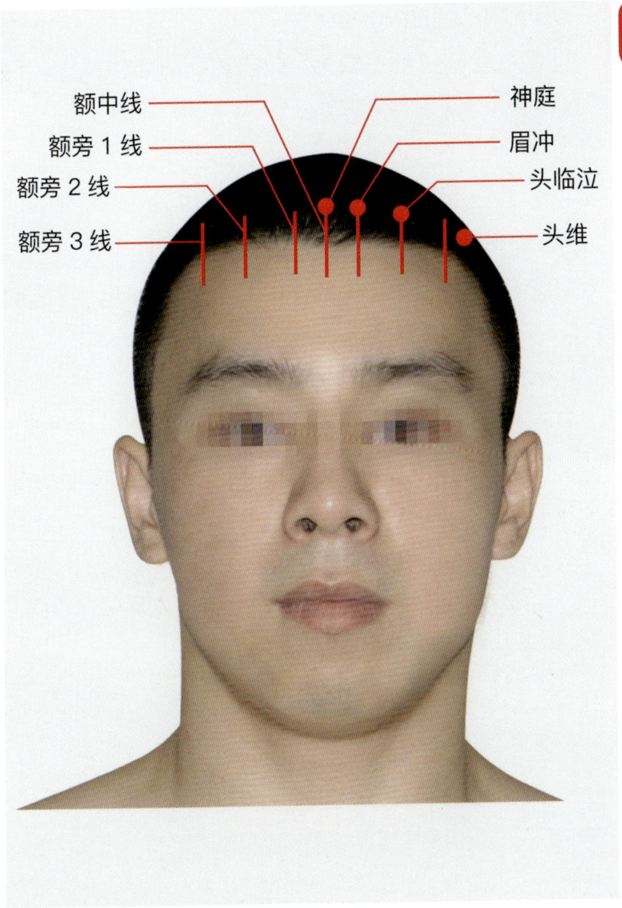
额中线
额旁 1 线
额旁 2 线
额旁 3 线
神庭
眉冲
头临泣
头维

顶中线 Dǐngzhōngxiàn

[标准定位] 在头顶部，位于前、后正中线上，自百会穴（在头部，前发际正中直上 5 寸）至前顶穴（在头部，前发际正中直上 3.5 寸）。

[主治] 腰、腿、足病症。

顶旁 1 线 Dǐngpáng1xiàn

[标准定位] 在头顶部，位于顶中线外侧，与之相距 1.5 寸，即自通天穴（在头部，前发际正中直上 4 寸，旁开 1.5 寸）起沿经向后刺 1.5 寸。

[主治] 腰、腿、足病症，如下肢瘫痪、麻木、疼痛等，临床常与顶中线、顶颞前斜线上 1/5 配合应用。

顶旁 2 线 Dǐngpáng2xiàn

[标准定位] 在头顶部，位于顶旁 1 线外侧，与之相距 0.75 寸，即自正营穴（在头部，前发际上 2.5 寸，瞳孔直上）起沿经向后刺 1.5 寸。

[主治] 肩、臂、手病症。

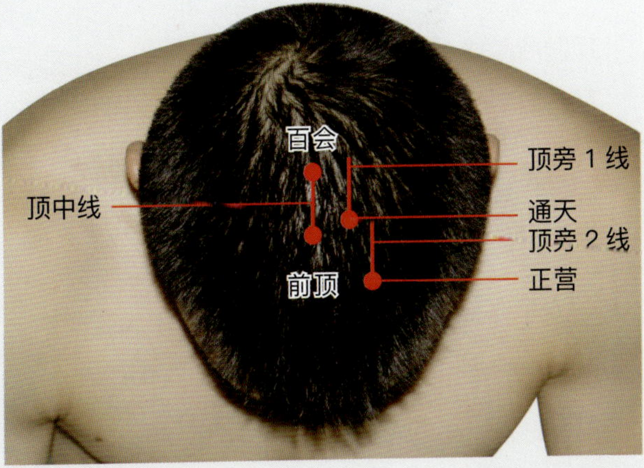
百会
顶旁 1 线
顶中线
通天
顶旁 2 线
正营
前顶

顶颞前斜线 Dǐngnièqiánxiéxiàn

[标准定位] 在头部侧面，头顶至头颞部，自前神聪穴起至悬厘穴的连线。

[主治] 运动功能障碍病症，如瘫痪等，可将全线分为5等份，上1/5治下肢瘫痪，中2/5治上肢瘫痪，下2/5治面瘫、运动性失语、流涎。

顶颞后斜线 Dǐngnièhòuxiéxiàn

[标准定位] 在头部侧面，头顶至头颞部，位于顶颞前斜线之后，与之相距1.5寸，即自百会穴起至曲鬓穴的连线。

[主治] 感觉功能障碍病症，如疼痛、麻木、瘙痒等，可将全线分为5等份，上1/5治下肢感觉异常，中2/5治上肢感觉异常，下2/5治头面部感觉异常。

颞前线 Nièqiánxiàn

[标准定位] 在头颞部鬓发内，自颔厌穴至悬厘穴的连线。

[主治] 偏头痛、运动性失语、周围性面瘫及口腔病症等。

颞后线 Nièhòuxiàn

[标准定位] 在头颞部，自率谷穴至曲鬓穴的连线。

[主治] 偏头痛、眩晕、耳鸣、耳聋等。

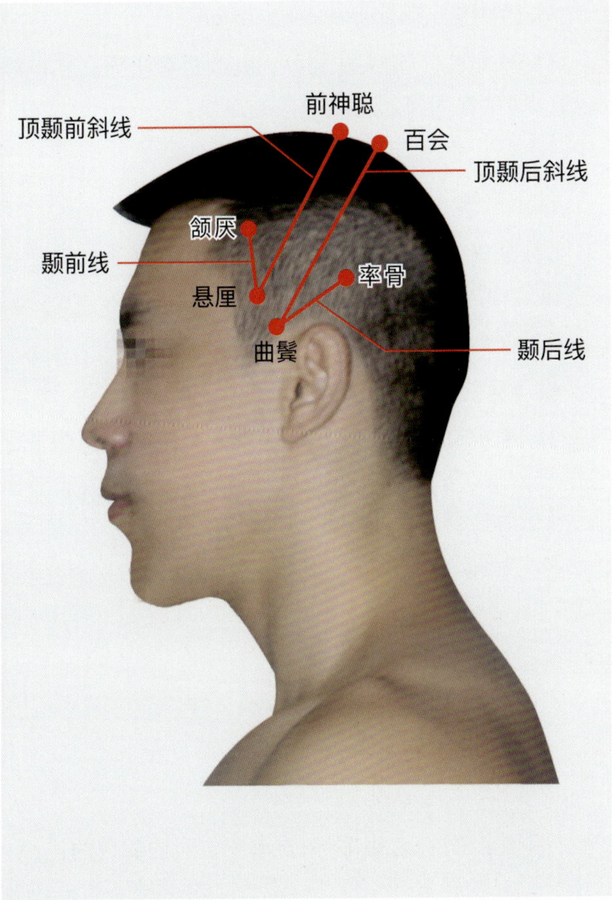
前神聪
顶颞前斜线
百会
顶颞后斜线
颔厌
颞前线
率骨
悬厘
曲鬓
颞后线

枕上中线 Zhěnshàngzhōngxiàn

[标准定位] 在头枕部，为枕外粗隆上方正中的垂直线，即自强间穴起至脑户穴的连线。

[主治] 眼病、腰脊痛等。

枕上旁线 Zhěnshàngpángxiàn

[标准定位] 在头枕部，与枕上正中线平行，并与之相距 0.5 寸处的直线。

[主治] 眼病，腰脊痛等。

枕下旁线 Zhěnxiàpángxiàn

[标准定位] 在头枕部，为枕外粗隆下方两侧 2 寸长的垂直线，即自玉枕穴至天柱穴。

[主治] 小脑疾病引起的平衡障碍症状，后头痛等。

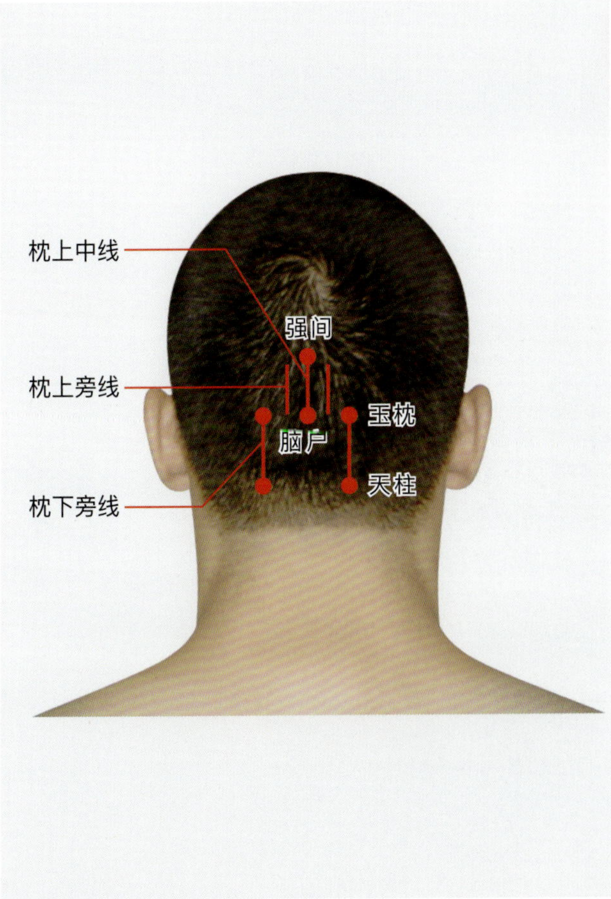
枕上中线
强间
枕上旁线
玉枕
脑户
天柱
枕下旁线

第二章　面部反射区

面部反射区疗法，是通过刺激面部的一些特定反射区，用于治疗多种疾病的方法。是在中医“面部色诊”的理论基础上发展而来的。面部反射区即额、鼻及上唇正中 7 个反射区和鼻、眼、口旁、颧部及颊部 17 对反射区。

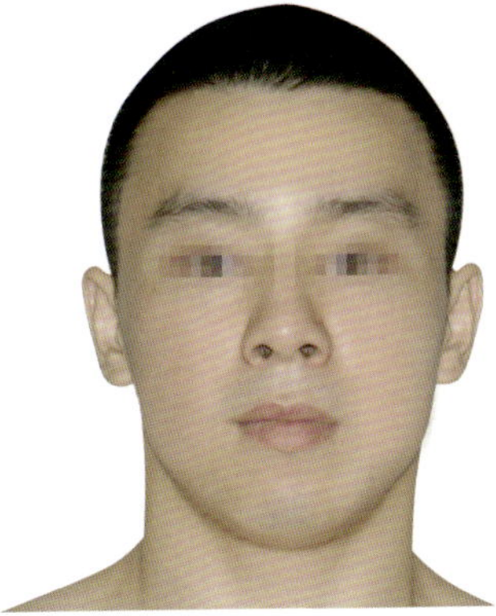

首面 Shǒumiàn

[标准定位] 位于额正中点。

[主治] 头痛，头晕。

肺（印堂穴） Fèi（yìntángxué）

[标准定位] 位于两眉内端连线的中点。

[主治] 咳嗽，胸闷。

咽喉 Yānhóu

[标准定位] 位于首面与肺穴连线中点。

[主治] 咽喉肿痛。

心（山根） Xīn（shān'gēn）

[标准定位] 位于鼻梁骨最低处，两目内眦连线中点。

[主治] 心悸，失眠。

膺乳 Yīngrǔ

[标准定位] 位于心穴与内眼角中点。

[主治] 乳少。

肝 Gān

[标准定位] 位于心穴下鼻骨下缘接鼻软骨处。

[主治] 两胁疼痛，胸闷。

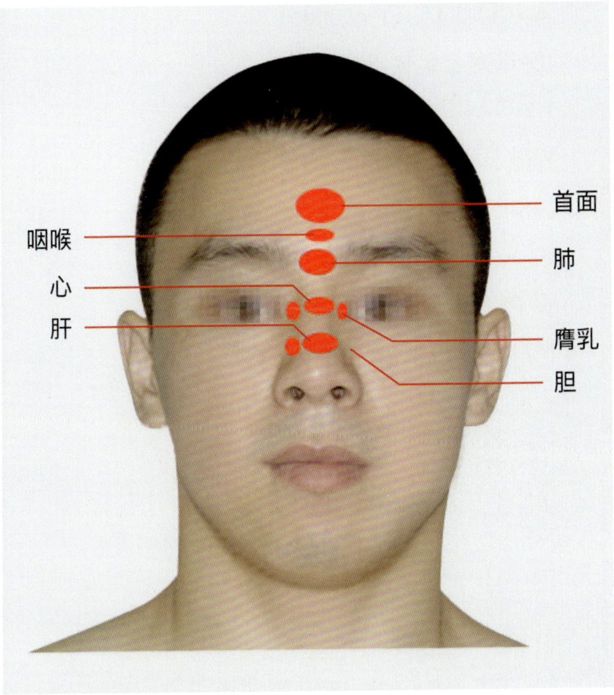

胆　Dǎn

[标准定位] 位于肝穴两侧，内眼角直下，鼻梁骨下缘处。

[主治] 恶心，呕吐。

脾（素髎） Pí（sùliáo）

[标准定位] 位于鼻尖端处。

[主治] 食少，纳呆。

膀胱、子宫 Pángguāng、zǐgōng

[标准定位] 位于人中沟中点。

[主治] 痛经。

股内 Gǔ'nèi

[标准定位] 近地仓穴，口角旁0.5寸，上下唇吻合处。

[主治] 股内侧痛。

胃 Wèi

[标准定位] 位于脾穴两侧，鼻翼的中央。

[主治] 胃痛。

小肠 Xiǎocháng

[标准定位] 位于胆穴、胃穴连线中点的外方。

[主治] 泄泻。

大肠 Dàcháng

[标准定位] 位于目外眦直下方，颧骨下缘处。

[主治] 便秘、腹痛、腹泻。

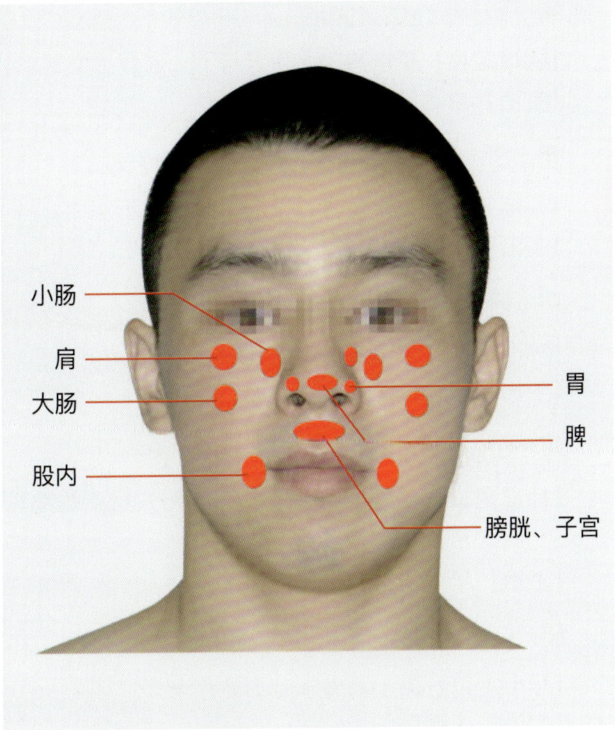

肩　Jiān

［标准定位］位于目外眦直下方，胆穴外方。

［主治］肩臂疼痛、伸屈不利。

臂 Bì

[标准定位] 位于肩穴之后方与下关穴直上交叉点。

[主治] 肩臂肿痛。

手 Shǒu

[标准定位] 位于臂穴之下方，颧骨弓下缘处。

[主治] 手肿而痛。

背（听宫） Bèi（tīnggōng）

[标准定位] 位于颊部中央外后方1寸处。

[主治] 腰背疼痛。

肾 Shèn

[标准定位] 位于鼻翼水平线与太阳穴直下垂线相交处。

[主治] 尿少、尿痛、尿频。

脐 Qí

[标准定位] 位于肾穴下0.3寸。

[主治] 腹痛。

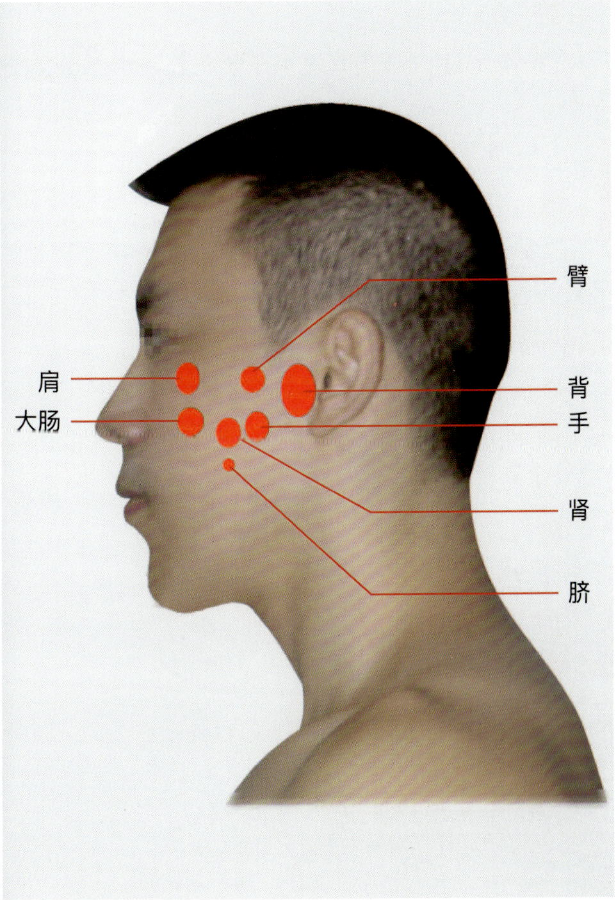
臂
肩
背
大肠
手
肾
脐

股 Gǔ

[标准定位] 位于耳垂与下颌角连线中上1/3交界处。

[主治] 大腿扭伤。

膝 Xī

[标准定位] 位于耳垂与下颌角连线中下1/3交界处。

[主治] 膝髌肿痛。

膝髌（颊车） Xībìn（jiáchē）

[标准定位] 位于下颌角上方凹处。

[主治] 膝关节损伤。

胫 Jìng

[标准定位] 位于下颌角前方，下颌骨上缘。

[主治] 踝关节扭伤，腓肠肌痉挛。

足 Zú

[标准定位] 位于胫穴前方，目外眦直下，下颌骨上缘处。

[主治] 足部肿痛。

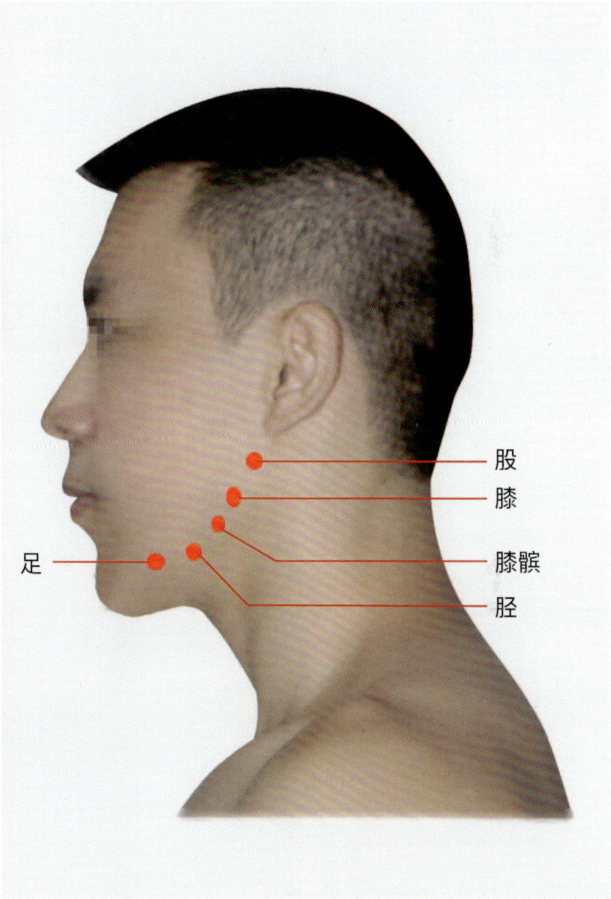
股
膝
膝髌
胫
足

第三章　耳部反射区

耳部反射区疗法，简称耳穴疗法，是用针或其他方法刺激耳廓上的穴位，以防治疾病的一种方法。为了便于研究和交流，我国受世界卫生组织西太区办事处的委托，制订了耳穴国际标准化方案。

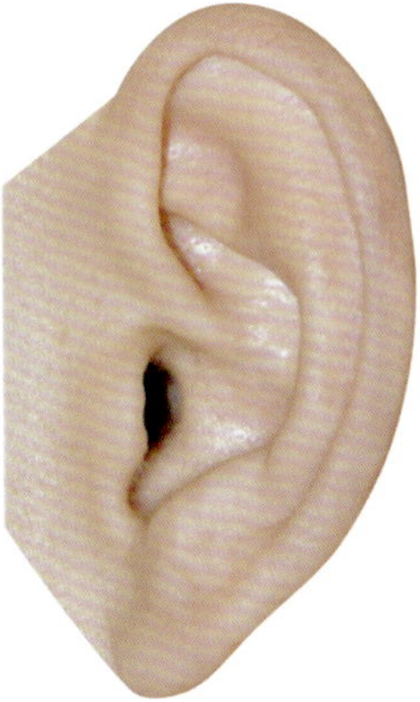

一、耳轮八穴（1）

耳中 Ěrzhōng

[标准定位] 耳轮脚。

[主治] 呃逆、荨麻疹、皮肤瘙痒症、小儿遗尿症、咯血。

直肠 Zhícháng

[标准定位] 近屏上切迹的耳轮处，与大肠同水平。

[主治] 便秘、腹泻、脱肛、痔疮。

尿道 Niàodào

[标准定位] 直肠上方，与膀胱同水平的耳轮处。

[主治] 尿频、尿急、尿痛、尿潴留。

外生殖器 Wàishēngzhíqì

[标准定位] 尿道上方，与交感同水平的耳轮处。

[主治] 睾丸炎、副睾炎、外阴瘙痒症。

肛门 Gāngmén

[标准定位] 与对耳轮上脚前缘相对的耳轮处。

[主治] 痔疮、肛裂。

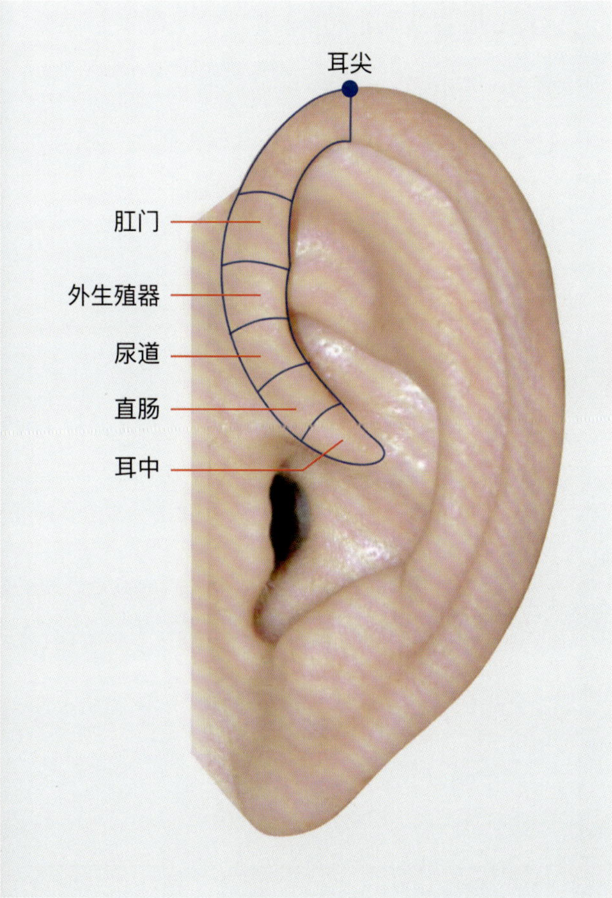
耳尖
肛门
外生殖器
尿道
直肠
耳中

耳轮儿穴（2）

耳尖 Ěrjiān

[标准定位] 耳轮端，与对耳轮上脚后缘相对的耳轮处。

[主治] 发热、高血压、急性结膜炎。

结节 Jiéjié

[标准定位] 耳轮结节处。

[主治] 头晕、头痛、高血压。

轮 1、轮 2、轮 3、轮 4 Lún1、Lún2、Lún3、Lún4

[标准定位] 在耳轮上，自耳轮结节下缘至轮垂切迹之间的耳轮分为 4 等份，由上而下依次为轮 1、轮 2、轮 3、轮 4。

[主治] 扁桃体炎、上呼吸道感染、发热。

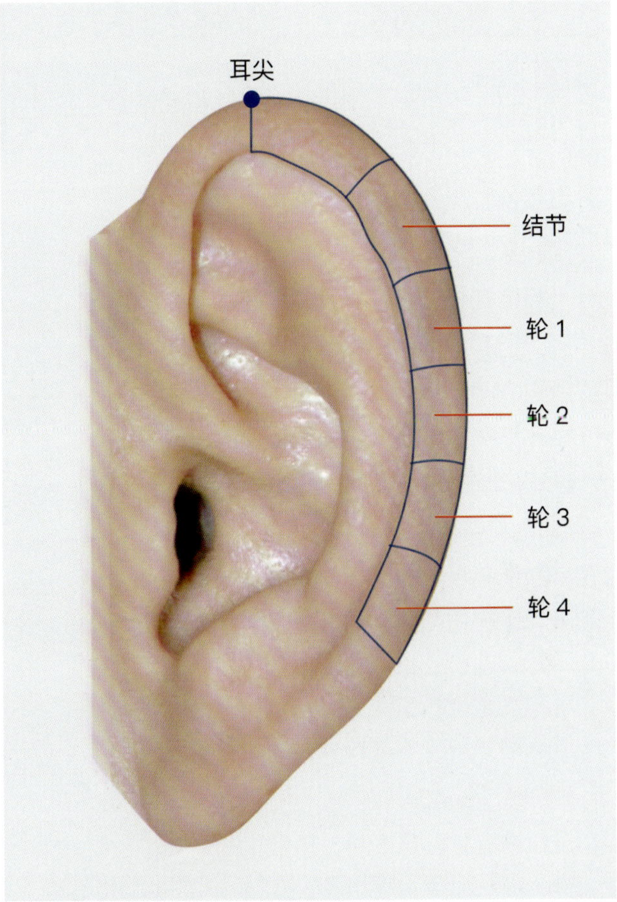
耳尖
结节
轮 1
轮 2
轮 3
轮 4

二、耳舟六穴

指 Zhǐ

[标准定位] 将耳舟分成6等份，自上而下，第1份为指。

[主治] 甲沟炎、手指疼痛和麻木。

风溪 Fēngxī

[标准定位] 指、腕两穴之间。

[主治] 荨麻疹、皮肤瘙痒症、过敏性鼻炎。

腕 Wàn

[标准定位] 第2份为腕。

[主治] 腕部疼痛。

肘 Zhǒu

[标准定位] 第3份为肘。

[主治] 肱骨外上髁炎、肘部疼痛。

肩 Jiān

[标准定位] 第4、5份为肩。

[主治] 肩关节周围炎、肩部疼痛。

锁骨 SuǒGǔ

[标准定位] 第6份为锁骨。

[主治] 肩关节周围炎。

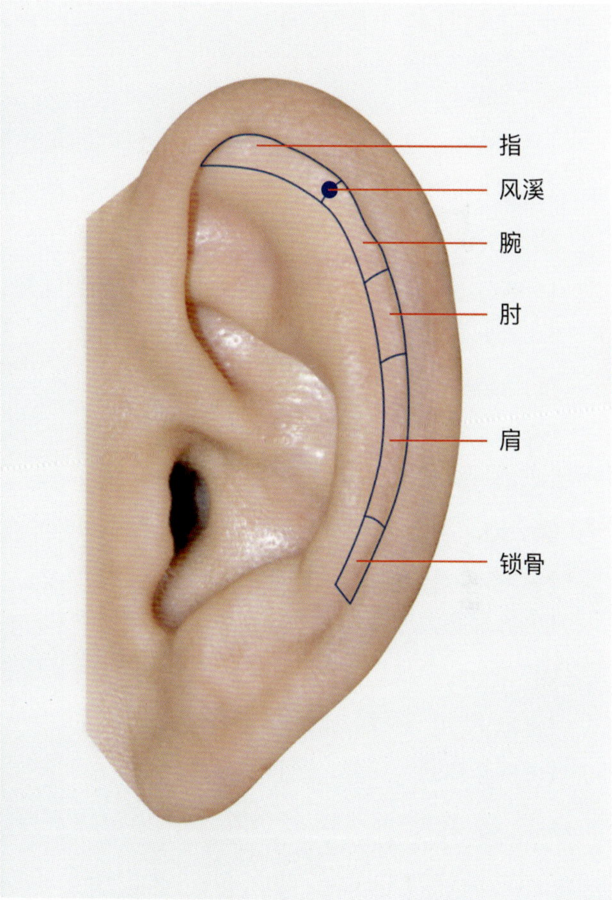
指
风溪
腕
肘
肩
锁骨

三、对耳轮上脚五穴

趾　Zhǐ

[标准定位] 对耳轮上脚的后上方，近耳尖部。

[主治] 甲沟炎、趾部疼痛。

跟　Gēn

[标准定位] 对耳轮上脚的前上方，近三角窝上部。

[主治] 足跟痛。

踝　Huái

[标准定位] 跟、膝两穴之间。

[主治] 踝关节扭伤。

膝　Xī

[标准定位] 对耳轮上脚的中 1/3 处。

[主治] 膝关节肿痛。

髋　Kuān

[标准定位] 对耳轮上脚的下 1/3 处。

[主治] 髋关节疼痛、坐骨神经痛。

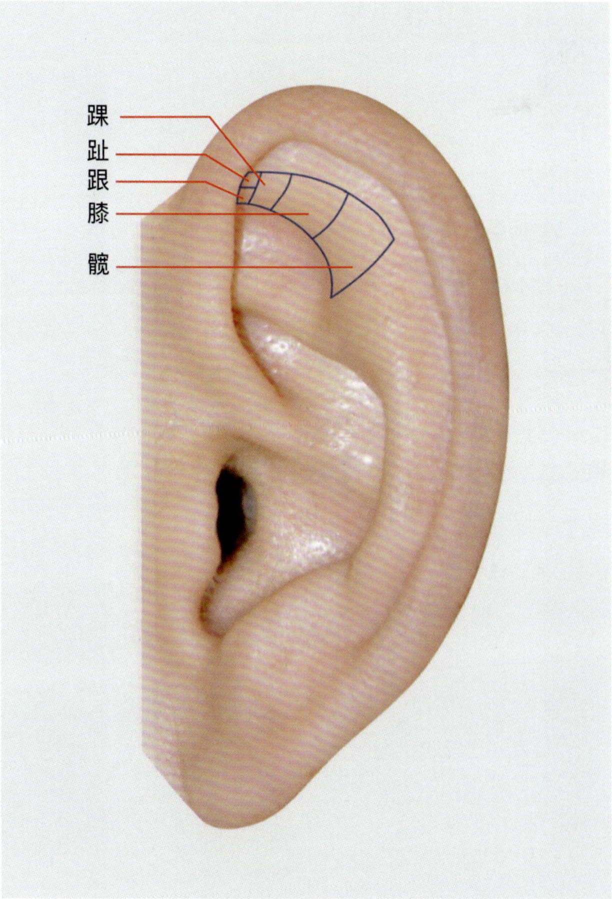
踝
趾
跟
膝
髋

四、对耳轮下脚三穴

臀 Tún

[标准定位] 对耳轮下脚的后 1/3 处。

[主治] 坐骨神经痛、臀筋膜炎。

坐骨神经 Zuògǔshénjīng

[标准定位] 对耳轮下脚前 2/3 处。

[主治] 坐骨神经痛。

交感 Jiāogǎn

[标准定位] 对耳轮下脚的末端与耳轮交界处。

[主治] 胃肠痉挛、心绞痛、胆绞痛、输尿管结石、自主神经功能紊乱。

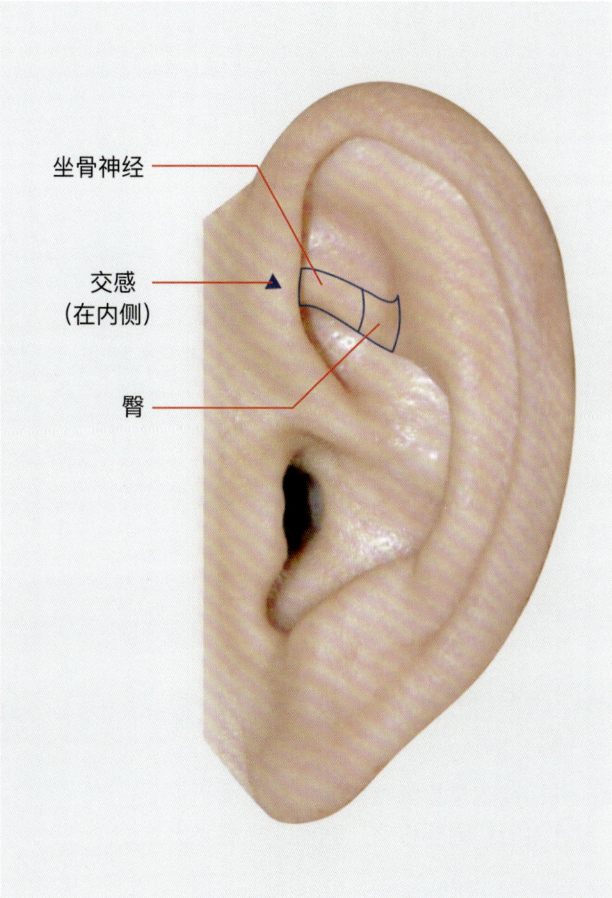
坐骨神经
交感
（在内侧）
臀

五、对耳轮体六穴

颈椎 Jǐngzhuī

[标准定位] 在对耳轮体部，轮屏切迹至对耳轮上、下脚分叉处分为 5 等份，下 1/5 为颈椎。

[主治] 落枕、颈椎综合征。

胸椎 Xiōngzhuī

[标准定位] 中 2/5 处为胸椎。

[主治] 胸胁疼痛、经前乳房胀痛、乳腺炎、产后泌乳不足。

腰骶椎 Yāodǐzhuī

[标准定位] 下 2/5 处为腰骶椎。

[主治] 腰骶部疼痛。

颈 Jǐng

[标准定位] 颈椎前侧近耳腔缘。

[主治] 落枕、颈项肿痛。

胸 Xiōng

[标准定位] 胸椎前侧近耳腔缘。

[主治] 胸胁疼痛、胸闷、乳腺炎。

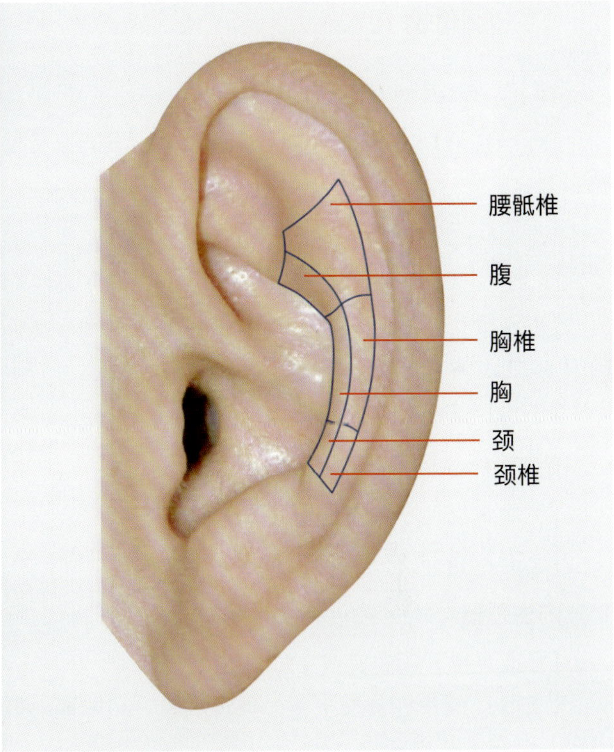

腹　Fù

[标准定位] 腰骶椎前侧近耳腔缘。

[主治] 腹痛、腹胀、腹泻、急性腰扭伤。

六、三角窝五穴

神门 Shénmén

[标准定位] 在三角窝内。对耳轮上、下脚分叉处稍上方。

[主治] 失眠、多梦、痛症、戒断综合征。

盆腔 Pénqiāng

[标准定位] 在三角窝内。对耳轮上、下脚分叉处稍下方。

[主治] 盆腔炎。

角窝中 Jiǎowōzhōng

[标准定位] 三角窝中 1/3 处。

[主治] 哮喘。

内生殖器 Nèishēngzhíqì

[标准定位] 三角窝前 1/3 凹陷处。

[主治] 痛经、月经不调、白带过多、功能性子宫出血、遗精、早泄。

角窝上 Jiǎowōshàng

[标准定位] 三角窝前上方。

[主治] 高血压。

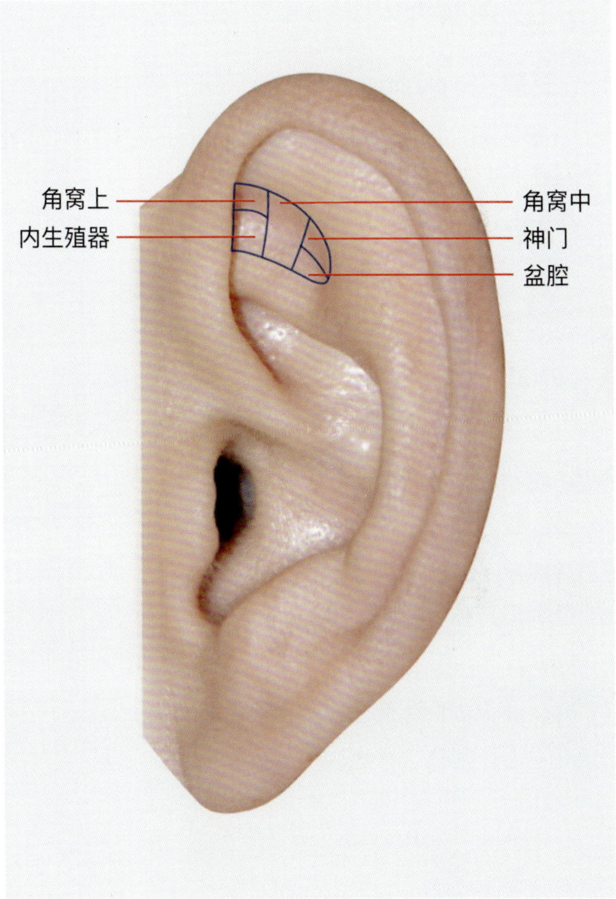
角窝上
内生殖器
角窝中
神门
盆腔

七、耳屏九穴（1）

上屏 Shàngpíng

[标准定位] 耳屏外侧面上 1/2 处。

[主治] 咽炎、单纯性肥胖症。

下屏 Xiàpíng

[标准定位] 耳屏外侧面下 1/2 处。

[主治] 鼻炎、单纯性肥胖症。

外耳 Wàiěr

[标准定位] 屏上切迹前方近耳轮部。

[主治] 外耳道炎、中耳炎、耳鸣。

外鼻 Wàibí

[标准定位] 耳屏外侧面正中稍前。

[主治] 鼻前庭炎、鼻炎。

屏尖 Píngjiān

[标准定位] 耳屏上部隆起的尖端。

[主治] 发热、牙痛。

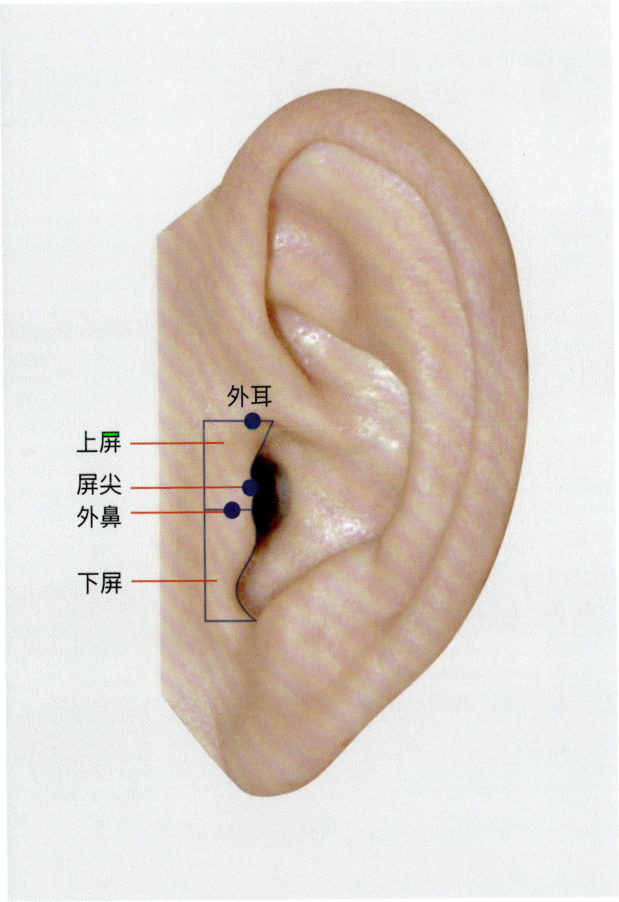
外耳
上屏
屏尖
外鼻
下屏

耳屏九穴（2）

肾上腺 Shènshàngxiàn

[标准定位] 耳屏下部隆起的尖端。

[主治] 低血压、风湿性关节炎、腮腺炎、间日疟、链霉素中毒性眩晕。

屏间前 Píngjiānqián

[标准定位] 屏间切迹前方，耳屏最下部，即耳屏2区下缘处。

[主治] 眼病。

咽 喉 Yānhóu

[标准定位] 耳屏内侧面上1/2处。

[主治] 声音嘶哑、咽喉炎、扁桃体炎。

内 鼻 Nèibí

[标准定位] 耳屏内侧面下1/2处。

[主治] 鼻炎、副鼻窦炎、鼻衄。

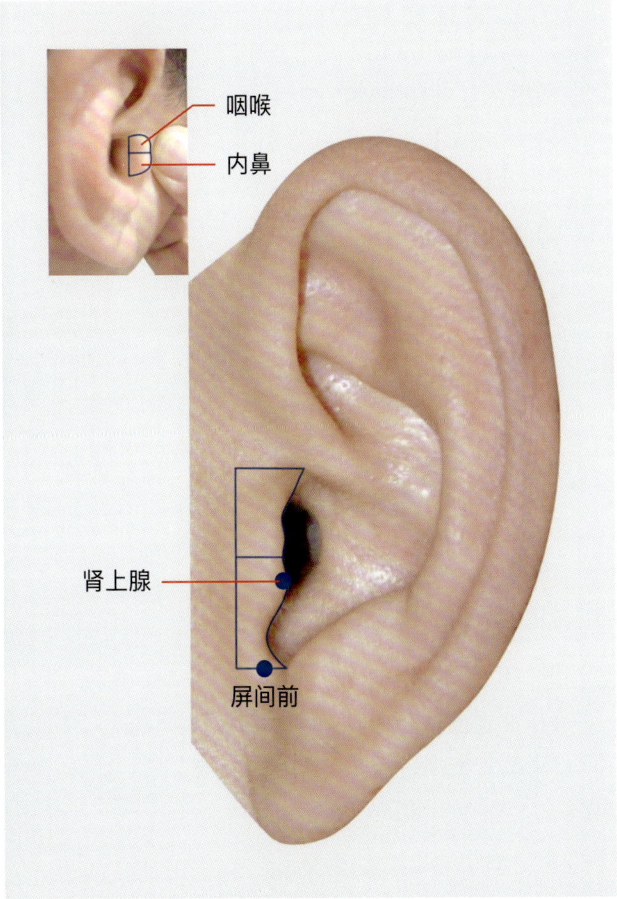
咽喉
内鼻
肾上腺
屏间前

八、对耳屏八穴（1）

对屏尖　Duìpíngjiān

[标准定位] 对耳屏的尖端。

[主治] 哮喘、腮腺炎、皮肤瘙痒症、睾丸炎、副睾炎。

缘 中　Yuánzhōng

[标准定位] 对屏尖与轮屏切迹之间。

[主治] 遗尿、内耳眩晕症。

枕　Zhěn

[标准定位] 对耳屏外侧的后上方。

[主治] 头痛、头晕、哮喘、癫痫、神经衰弱。

颞　Niè

[标准定位] 对耳屏外侧面的中部。

[主治] 偏头痛。

额　É

[标准定位] 对耳屏外侧的前下方。

[主治] 头痛、头晕、失眠、多梦。

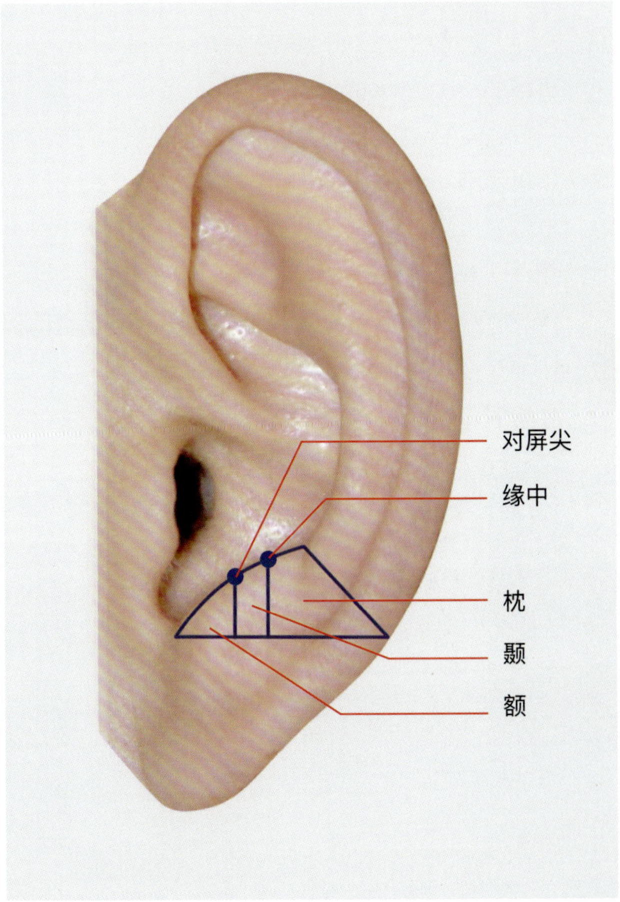
对屏尖
缘中
枕
颞
额

对耳屏八穴（2）

屏间后 Píngjiānhòu

[标准定位] 屏间切迹后方，对耳屏下部，即对耳屏1区下缘处。

[主治] 眼病。

脑 干 Nǎogàn

[标准定位] 轮屏切迹处，即对耳屏3、4区之间。

[主治] 头痛、眩晕、假性近视。

皮质下 Pízhìxià

[标准定位] 对耳屏内侧面。

[主治] 痛症、间日疟、神经衰弱、假性近视。

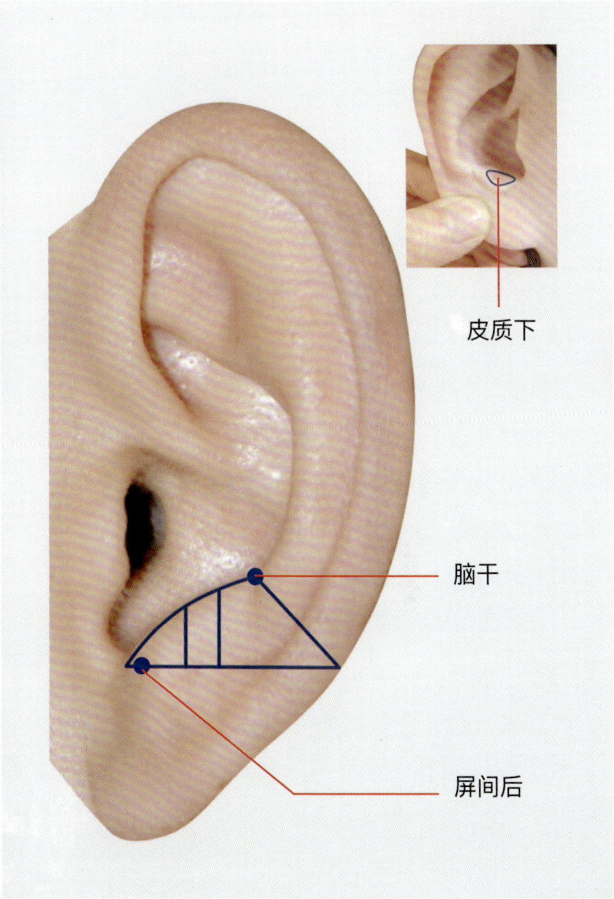
皮质下
脑干
屏间后

九、耳轮脚周围八穴（1）

大肠　Dàcháng

[标准定位] 耳轮脚上方前部。

[主治] 腹泻、便秘、痢疾、咳嗽、痤疮。

小肠　Xiǎocháng

[标准定位] 耳轮脚上方中部。

[主治] 消化不良、腹痛、心动过速、心律失常。

阑尾　Lánwěi

[标准定位] 大、小肠两穴之间。

[主治] 单纯性阑尾炎、腹泻。

十二指肠　Shíèrzhǐcháng

[标准定位] 耳轮脚上方后部。

[主治] 十二指肠溃疡、胆囊炎、胆石症、幽门痉挛。

胃　Wèi

[标准定位] 耳轮脚消失处。

[主治] 胃痉挛、胃炎、胃溃疡、失眠、牙痛、消化不良。

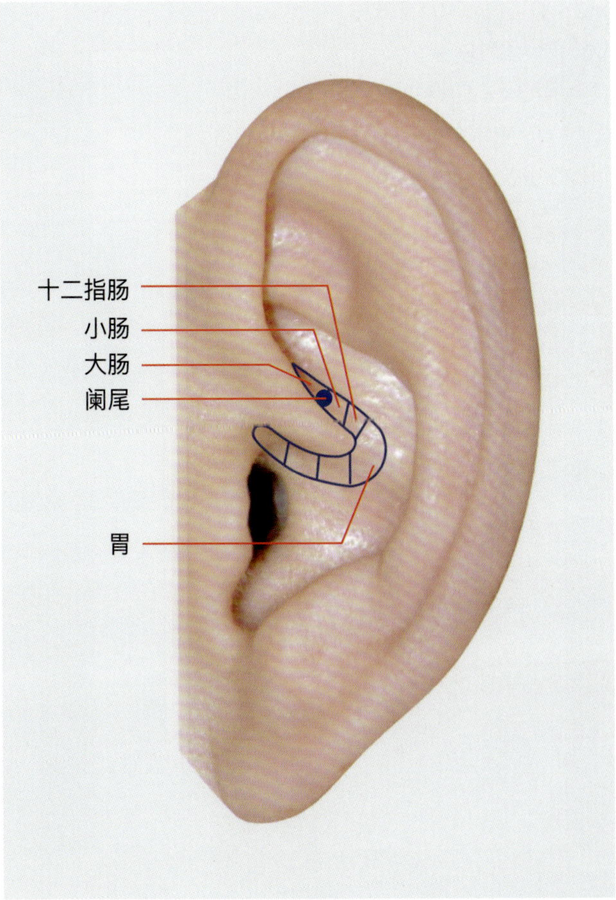
十二指肠
小肠
大肠
阑尾
胃

耳轮脚周围八穴（2）

贲门 Bēnmén

[标准定位] 耳轮脚下方后 1/3 处。

[主治] 贲门痉挛、神经性呕吐。

食道 Shídào

[标准定位] 耳轮脚下方中 1/3 处。

[主治] 食管炎、食管痉挛、癔球症。

口 Kǒu

[标准定位] 耳轮脚下方前 1/3 处。

[主治] 面瘫、口腔炎、胆囊炎、胆石症、戒断综合征。

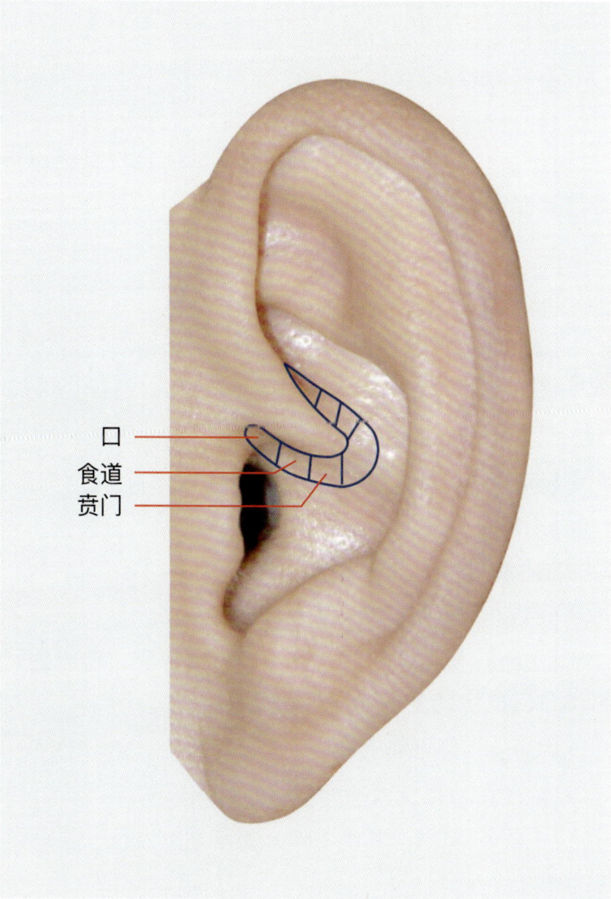
口
食道
贲门

十、耳甲腔六穴

心 Xīn

[标准定位] 耳甲腔中央。

[主治] 心动过速、心律失常、心绞痛、无脉症、神经衰弱、癔症、口舌生疮。

肺 Fèi

[标准定位] 耳甲腔中央周围。

[主治] 咳喘、胸闷、声音嘶哑、痤疮、皮肤瘙痒症、荨麻疹、扁平疣、便秘、戒断综合征。

气管 Qìguǎn

[标准定位] 在耳甲腔内。外耳道口与心穴之间。

[主治] 咳喘。

脾 Pí

[标准定位] 耳甲腔的后上方。

[主治] 腹胀、腹泻、便秘、食欲缺乏、功能性子宫出血、白带过多、内耳眩晕症。

内分泌 Nèifēnmì

[标准定位] 耳甲腔底部屏间切迹内。

[主治] 痛经、月经不调、更年期综合征、痤疮、间日疟。

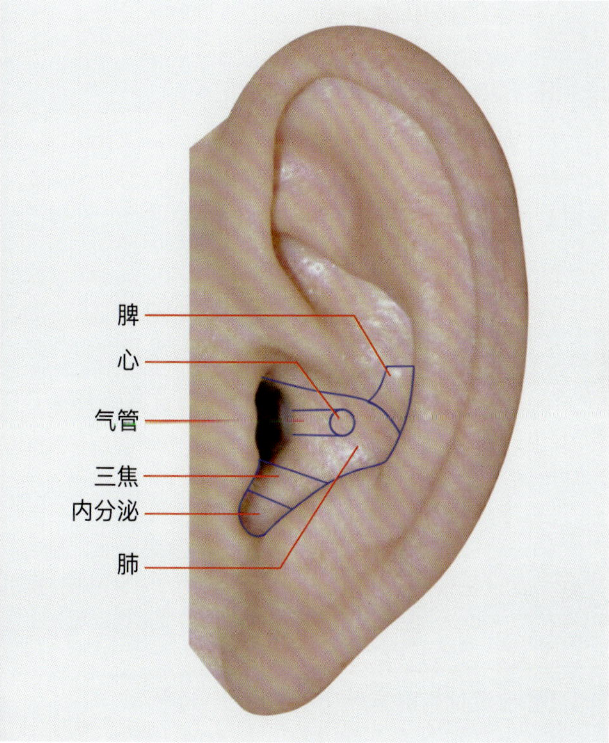

三焦 Sānjiāo

[标准定位] 耳甲腔底部屏穴上方。

[主治] 便秘、腹胀、上肢外侧疼痛。

十一、耳甲艇七穴

肝 Gān

[标准定位] 耳甲艇的后下部。

[主治] 胁痛、眩晕、经前期紧张症、月经不调、更年期综合征、高血压、假性近视、单纯性青光眼。

胰胆 Yídǎn

[标准定位] 肝、肾两穴之间。

[主治] 胆囊炎、胆石症、胆道蛔虫症、偏头痛、带状疱疹、中耳炎、耳鸣、听力减退、急性胰腺炎。

肾 Shèn

[标准定位] 对耳轮上、下脚分叉处下方。

[主治] 腰痛、耳鸣、神经衰弱、肾盂肾炎、哮喘、遗尿、月经不调、遗精、早泄。

膀胱 PángGuāng

[标准定位] 对耳轮下脚的前下方。

[主治] 膀胱炎、遗尿症、尿潴留、腰痛、坐骨神经痛、后头痛。

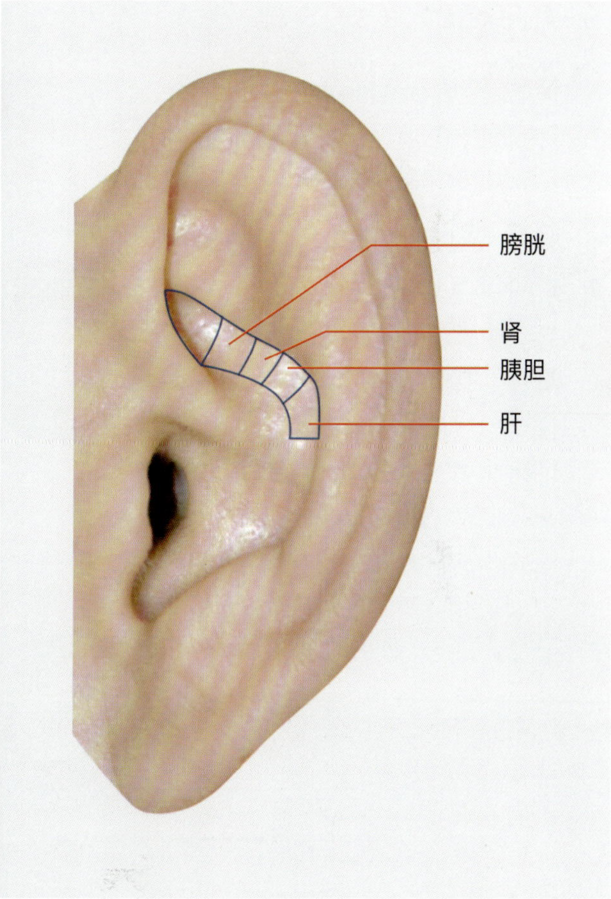
膀胱
肾
胰胆
肝

耳甲艇七穴（2）

输尿管 Shūniàoguǎn

[标准定位] 肾区和膀胱区之间。

[主治] 输尿管结石绞痛。

艇角 Tǐngjiǎo

[标准定位] 耳甲艇前上角。

[主治] 前列腺炎、尿道炎。

艇中 Tǐngzhōng

[标准定位] 耳甲艇中央。

[主治] 腹痛、腹胀、胆道蛔虫症、腮腺炎。

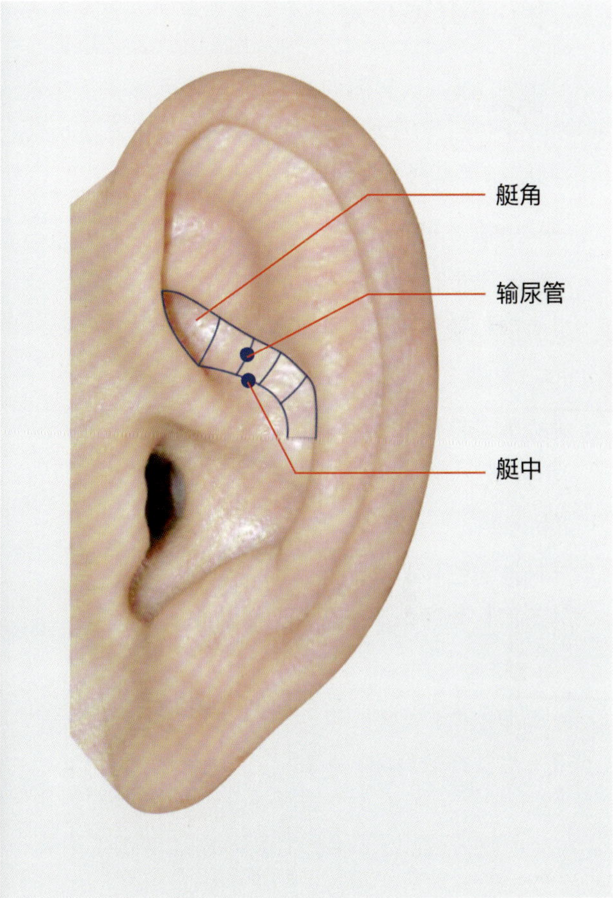
艇角
输尿管
艇中

十二、耳垂八穴

耳垂正面，从屏间切迹软骨下缘至耳垂下缘划3条等距水平线，再在第2水平线上引2条垂直等分线，由前向后，由上向下把耳垂分为9个区。

牙 Yá

[标准定位] 1区。

[主治] 牙痛、牙周炎、低血压。

舌 Shé

[标准定位] 2区。

[主治] 舌炎、口腔炎。

颌 Hé

[标准定位] 3区。

[主治] 牙痛、颞颌关节功能紊乱。

垂前 Chuíqián

[标准定位] 4区。

[主治] 神经衰弱、牙痛。

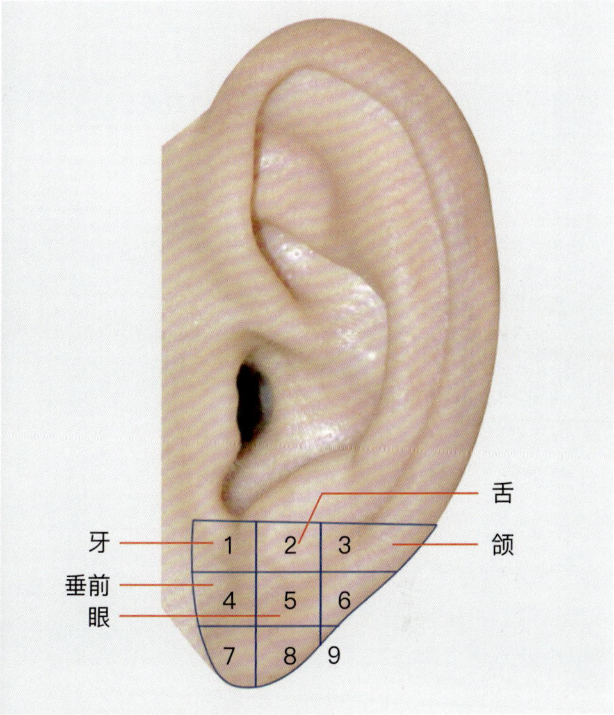

眼　Yǎn

[标准定位] 5 区。

[主治] 急性结膜炎、电光性眼炎、眼睑炎、假性近视。

内 耳 Nèiěr

[标准定位] 6 区。

[主治] 内耳眩晕症、耳鸣、听力减退。

面 颊 Miànjiá

[标准定位] 5、6 区交界线周围。

[主治] 周围性面瘫、三叉神经痛、痤疮、扁平疣。

扁桃体 Biǎntáotǐ

[标准定位] 7、8、9 区。

[主治] 扁桃体炎、咽炎。

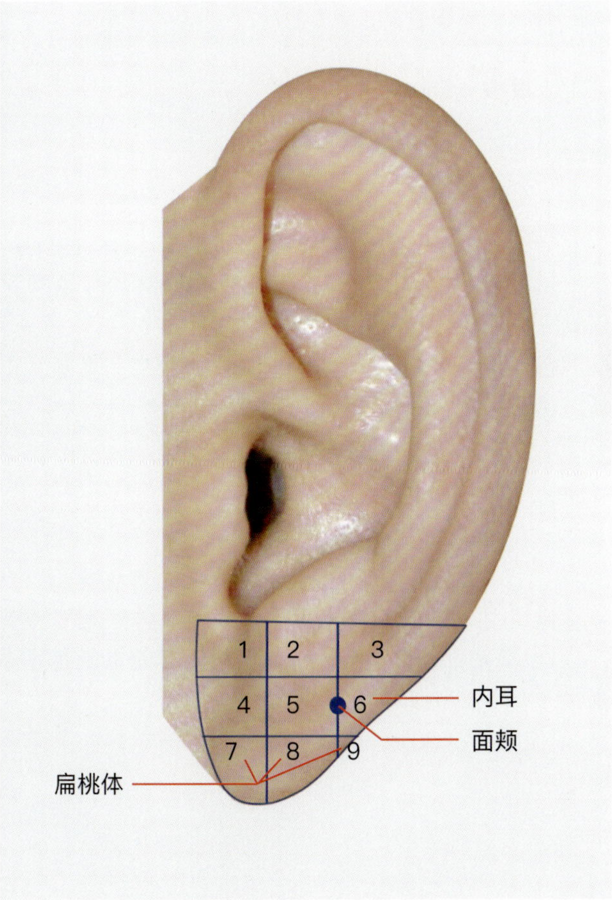
1
2
3
4
5
6
7
8
9
内耳
面颊
扁桃体

十三、耳背九穴（1）

上耳根 Shàng’ěrgēn

［标准定位］耳根最上缘。

［主治］鼻衄。

耳迷根 Ěrmígēn

［标准定位］耳背与乳突交界的根部，耳轮脚对应处。

［主治］胆囊炎、胆石症、胆道蛔虫症、鼻塞、心动过速、腹痛、腹泻。

下耳根 Xiàěrgēn

［标准定位］耳根最下缘。

［主治］低血压。

耳背沟 Ěrbèigōu

［标准定位］对耳轮上、下及脚对耳轮主干在耳背面呈 Y 字形凹沟部。

［主治］高血压、皮肤瘙痒症。

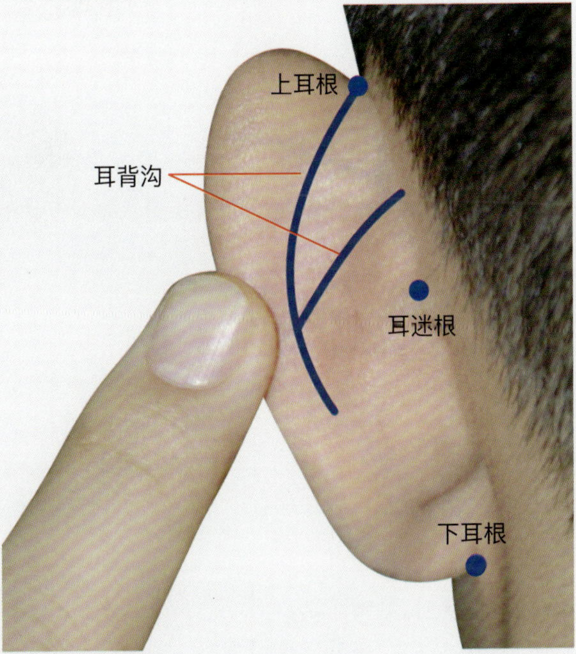
上耳根
耳背沟
耳迷根
下耳根

耳背九穴（2）

耳背心 Ěrbèixīn

[标准定位] 耳背上部。

[主治] 心悸、失眠、多梦。

耳背脾 Ěrbèipí

[标准定位] 耳轮脚消失处的耳背部。

[主治] 胃痛、消化不良、食欲缺乏。

耳背肝 Ěrbèigān

[标准定位] 在耳背脾的耳轮侧。

[主治] 胆囊炎、胆石症、胁痛。

耳背肺 Ěrbèifèi

[标准定位] 在耳背脾的耳根侧。

[主治] 咳喘、皮肤瘙痒症。

耳背肾 Ěrbèishèn

[标准定位] 耳背下部。

[主治] 头痛、头晕、神经衰弱。

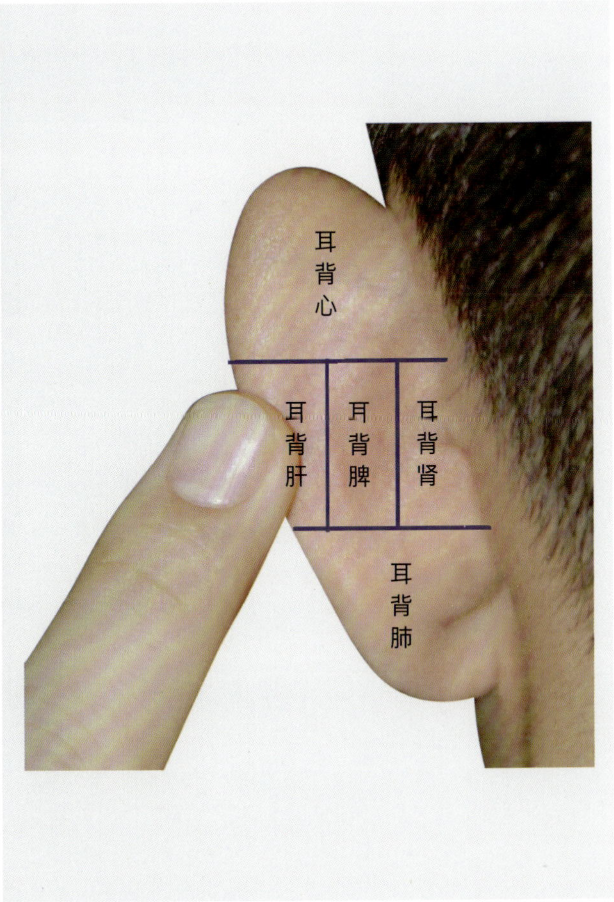
耳背心
耳背肝
耳背脾
耳背肾
耳背肺

第四章　手部反射区

手部反射区疗法，是通过刺激手部的反射区以治疗疾病的方法。早在《黄帝内经》中就论述了丰富的手诊内容和分布于手部的腧穴。20 世纪 70 年代，我国医务人员以经络学说为基础，结合临床实践，提出了许多新见解，形成了较为完善的手部反射区疗法。

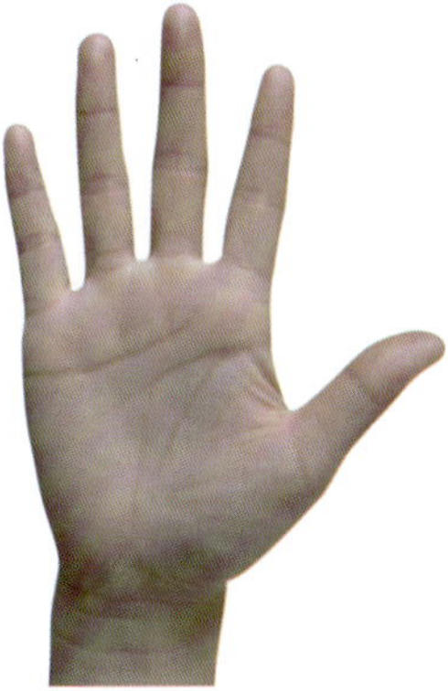

额窦 Édòu

[标准定位] 在手掌 5 个手指尖。

[主治] 脑中风、脑震荡、鼻窦炎、头晕、头痛、感冒、发热、失眠，眼、耳、口、鼻疾病。

大脑（头部） Dà'nǎo（tóubù）

[标准定位] 在掌面拇指指腹。

[主治] 脑震荡、脑中风、脑性麻痹、脑血栓、头晕、头痛、感冒、神志不清、神经衰弱、视觉受损。

垂体 Chuítǐ

[标准定位] 在拇指指腹中心。

[主治] 甲状腺、副甲状腺、肾上腺、生殖腺、脾、胰等功能失调，小儿发育不良，更年期综合征。

鼻 Bí

[标准定位] 在拇指第 2 节桡侧，赤白肉际。

[主治] 鼻塞、流鼻涕、鼻出血（出血时禁忌）、鼻窦炎、过敏性鼻炎、急慢性鼻炎及上呼吸道感染。

扁桃体 Biǎntáotǐ

[标准定位] 双手拇指近节背侧肌腱的两侧。

[主治] 扁桃体炎、上呼吸道感染、发热。

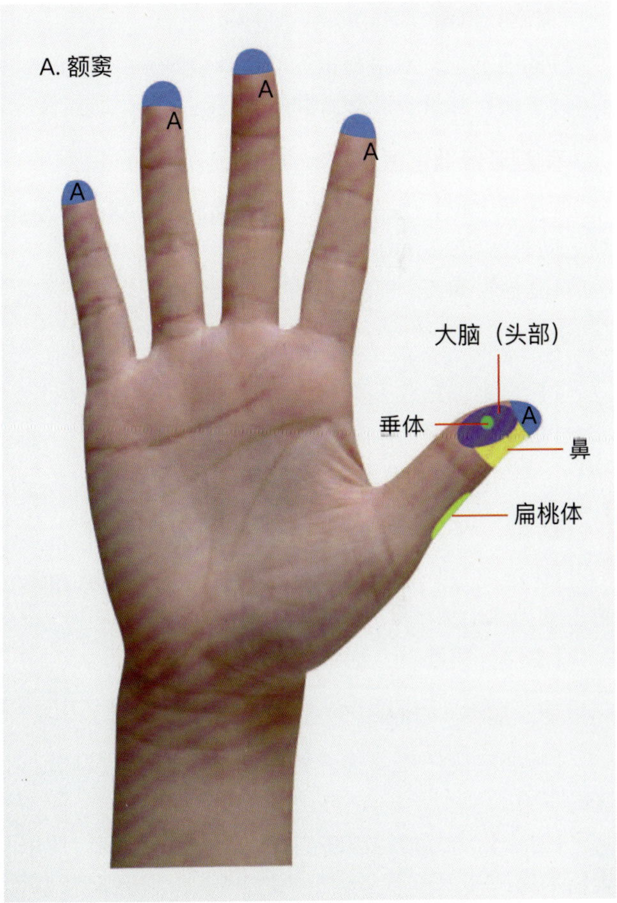
A. 额窦
A
A
A
A
A
A
大脑（头部）
垂体
鼻
扁桃体

食管、气管 Shíguǎn、qìguǎn

[标准定位] 双手拇指近节指骨桡侧赤白肉际处。

[主治] 食管炎、食管肿瘤、气管炎。

胸腔呼吸器官区 Xiōngqiānghūxīqìguānqū

[标准定位] 双手掌侧，拇指指间关节横纹至腕横纹之间的区域。

[主治] 胸闷、气喘、咳嗽、肺炎、支气管炎、哮喘。

胃 Wèi

[标准定位] 双手第 1 掌骨体远端。

[主治] 胃痛、胃胀、胃酸过多、消化不良、胃下垂、恶心、呕吐、急慢性胃炎。

胰腺 Yíxiàn

[标准定位] 在胃反射区和十二指肠反射区之间，第 1 掌骨体中部。

[主治] 胰腺炎、糖尿病、消化不良。

十二指肠 Shíèrzhǐcháng

[标准定位] 在掌面，第 1 掌骨体近端，胰腺反射区的下方。

[主治] 十二指肠溃疡、食欲缺乏、消化不良、腹胀、食物中毒。

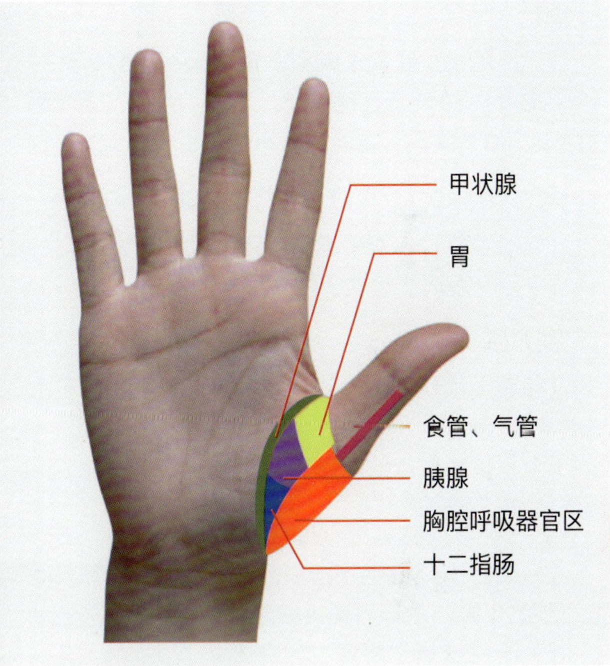

甲状腺　Jiǎ zhuàng xiàn

[标准定位] 在掌面，第 1、2 掌骨之间，由近心端弯向虎口方向，呈一弯带状区域。

[主治] 甲状腺功能亢进或低下，甲状腺炎、心悸、失眠、感冒、烦躁、肥胖。

眼 Yǎn

[标准定位] 在双手掌和手背第2、3指指根部之间。

[主治] 结膜炎、角膜炎、近视、远视、青光眼、白内障、怕光流泪、老花眼、眼底出血。

耳 ěr

[标准定位] 在双手掌和手背第4、5指指根部之间。

[主治] 耳鸣、耳炎、重听。

斜方肌 Xiéfāngjī

[标准定位] 在掌侧面，眼、耳部反射区的下方，呈横带状区域。

[主治] 颈肩背部疼痛、颈椎病、落枕。

颈肩前区 Jǐngjiānqiánqū

[标准定位] 双手各指根部近节指骨的两侧及各掌指关节结合部，手背为颈肩后区，手掌为颈肩前区。

[主治] 颈肩部病痛，如肩周炎、颈椎病、颈肩部筋膜炎、落枕。

颈 项 Jǐngxiàng

[标准定位] 双手拇指近节掌侧和背侧。

[主治] 颈项酸痛、颈项僵硬、头晕、头痛、流鼻血、高血压、落枕。

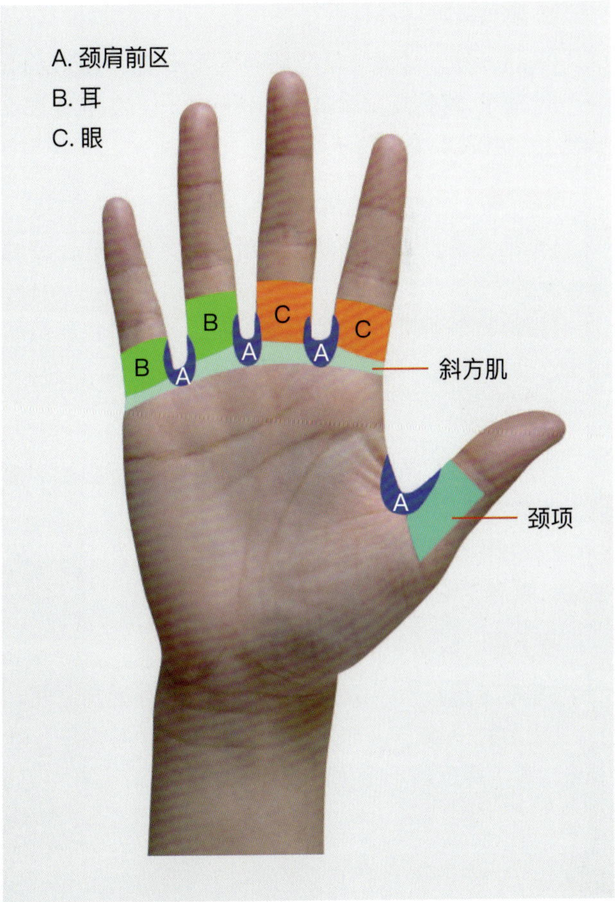
A. 颈肩前区
B. 耳
C. 眼
B
B
A
A
A
C
C
斜方肌
A
颈项

膀胱 Pángguāng

[标准定位] 在掌面大、小鱼际交接处的凹陷中。

[主治] 膀胱炎、尿道炎、膀胱结石、高血压、动脉硬化、泌尿系统与膀胱疾病。

输尿管 Shūniàoguǎn

[标准定位] 在掌面膀胱反射区和肾反射区之间的带状区域。

[主治] 输尿管炎、输尿管结石、输尿管狭窄、高血压、动脉硬化、风湿症、泌尿系统感染。

肾 Shèn

[标准定位] 在掌面第3掌骨中点，即手心处，相当于劳宫穴的位置。

[主治] 肾炎、肾结石、游走肾、肾功能不良、尿毒症、腰痛、泌尿系统感染、高血压、水肿。

肾上腺 Shènshàngxiàn

[标准定位] 双手掌侧，第2、3掌骨体远端之间。

[主治] 头晕、高血压、指端麻痹、手掌多汗、掌中热、肾上腺皮质不全症。

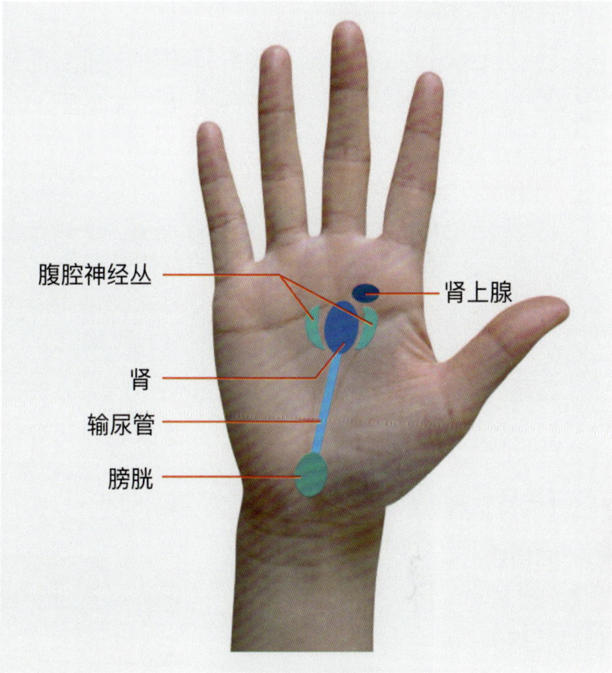

腹腔神经丛　Fùqiāngshénjīngcóng

［标准定位］双手掌侧，第 2、3 和第 3、4 掌骨之间，肾反射区的两侧。

［主治］胃肠功能紊乱、腹痛、腹胀、腹泻、呃逆、更年期综合征、烦躁、失眠等。

升结肠 Shēngjiécháng

[标准定位] 右手掌侧，第 4、5 掌骨之间上行至约与虎口水平的带状区域。

[主治] 便秘、腹痛、肠炎、腹泻。

横结肠 Héngjiécháng

[标准定位] 在右手掌侧，升结肠反射区上端与虎口之间的带状区域；在左手掌侧虎口与降结肠之间的带状区域。

[主治] 腹泻、腹胀、腹痛、结肠炎、便秘。

盲肠、阑尾 Mángcháng、lánwěi

[标准定位] 右手掌侧，第 4、5 掌骨底与钩骨结合部近尺侧。

[主治] 腹胀、腹泻、消化不良、阑尾炎。

回盲瓣 Huímángbàn

[标准定位] 右手掌侧，第 4、5 掌骨底与钩骨结合部近桡侧。

[主治] 下腹胀、腹痛。

小肠 Xiǎocháng

[标准定位] 双手掌中部凹陷中，各结肠反射区包围的部分。

[主治] 急慢性肠炎、消化不良、食欲缺乏、肠胃胀闷。

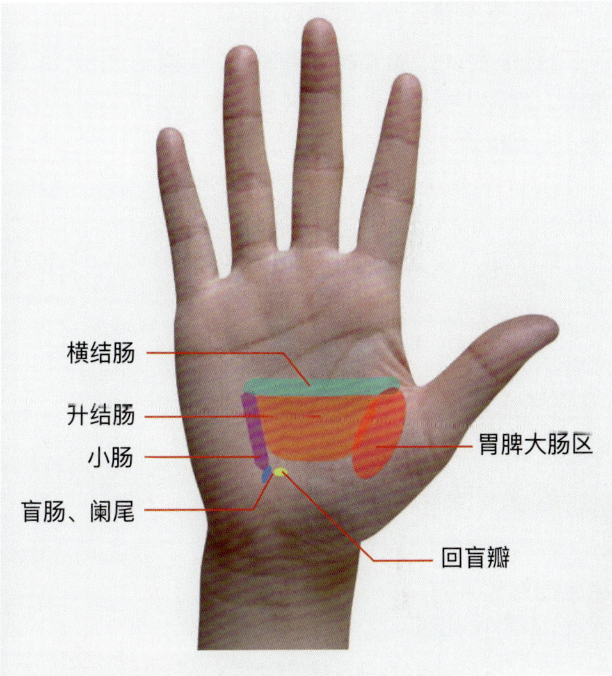

胃脾大肠区　Wèipídàchángqū

[标准定位] 双手掌面，第 1、2 掌骨之间的椭圆形区域。

[主治] 消化不良、食欲缺乏、腹痛、腹胀、腹泻、肠炎、便秘。

肺、支气管 Fèi、zhīqìguǎn

［标准定位］ 肺反射区在掌面，横跨第 2、3、4、5 掌骨，靠近掌指关节的带状区域；支气管反射区在中指第 3 近节指骨。

［主治］ 肺炎、支气管炎、肺气肿、肺结核、肺癌、胸闷。

肝 Gān

［标准定位］ 右手掌掌侧，第 4、5 掌骨体之间近掌骨头处。

［主治］ 肝炎、肝硬化、腹痛、消化不良、腹胀、眩晕、眼病等。

胆囊 Dǎnnáng

［标准定位］ 右手掌侧，第 4、5 掌骨之间，肝反射区的腕侧下方。

［主治］ 胆囊炎、胆石症、胆道蛔虫症、厌食、消化不良、胃肠功能紊乱、高脂血症、痤疮。

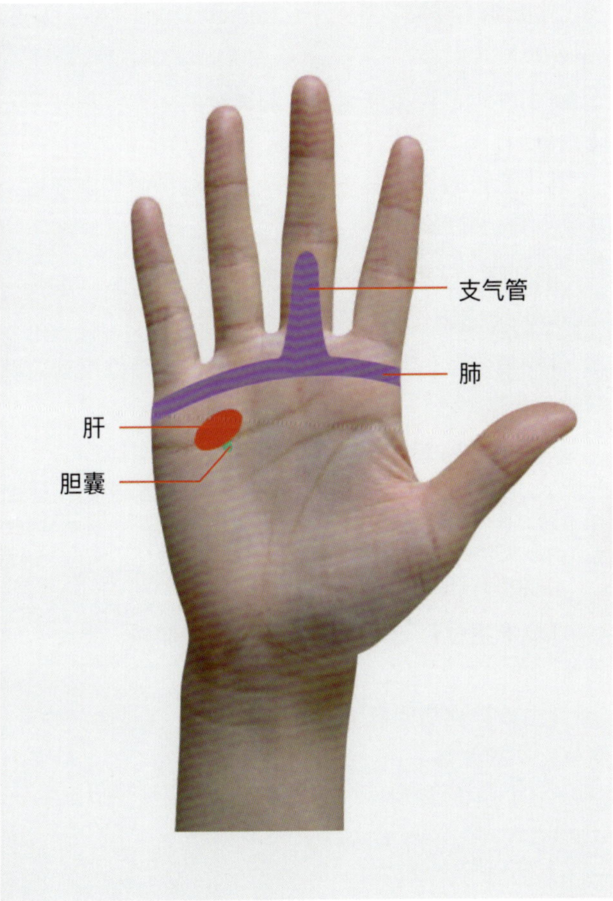
支气管
肺
肝
胆囊

生殖腺（卵巢、睾丸） Shēngzhíxiàn（luǎncháo、gāowán）

［标准定位］ 双手掌根，腕横纹的中部，相当于大陵穴处。

［主治］ 性功能低下，不孕不育症、前列腺增生、月经不调、痛经等。

前列腺、子宫、阴道、尿道 Qiánliè xiàn、zǐgōng、yīndào、niàodào

［标准定位］ 在双手掌腕横纹上，生殖腺反射区两侧的带状区域。

［主治］ 前列腺增生、前列腺炎、子宫肌瘤、子宫内膜炎、宫颈炎、阴道炎、白带异常、尿道炎、尿路感染等。

腹股沟 Fùgǔgōu

［标准定位］ 双手掌侧腕横纹的桡侧端，桡骨头凹陷中。相当于太渊穴处。

［主治］ 性功能低下、前列腺增生、生殖系统病变、疝气、小腹胀痛。

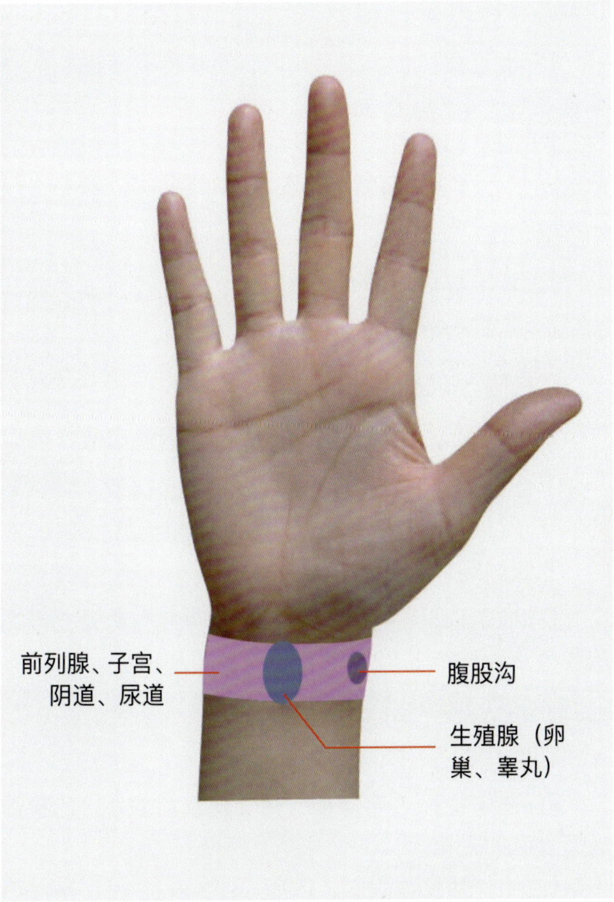
前列腺、子宫、
阴道、尿道
腹股沟
生殖腺（卵
巢、睾丸）

心 Xīn

[标准定位] 位于左手尺侧，手掌及手背部第 4、5 掌骨之间，掌骨远端处。

[主治] 心律失常、心绞痛、心悸、胸闷、高血压、低血压、心脏缺损和循环系统疾病。

脾 Pí

[标准定位] 在左手掌面，第 4、5 掌骨远端之间。

[主治] 食欲缺乏、消化不良、发热、炎症、贫血。

降结肠 Jiàngjiécháng

[标准定位] 左手掌侧，第 4、5 掌骨之间，虎口至钩骨之间的带状区域。

[主治] 腹泻、腹痛、腹胀、肠炎、便秘。

乙状结肠 Yǐzhuàngjiécháng

[标准定位] 左手掌侧，第 5 掌骨底与钩骨交接的腕掌关节处至第 1、2 掌骨结合部的带状区域。

[主治] 腹痛、腹胀、腹泻、肠炎、便秘。

肛管、肛门 Gāngguǎn、gāngmén

[标准定位] 左手掌侧，第 2 腕掌关节处，乙状结肠反射区的末端。

[主治] 便秘、脱肛、痔疮。

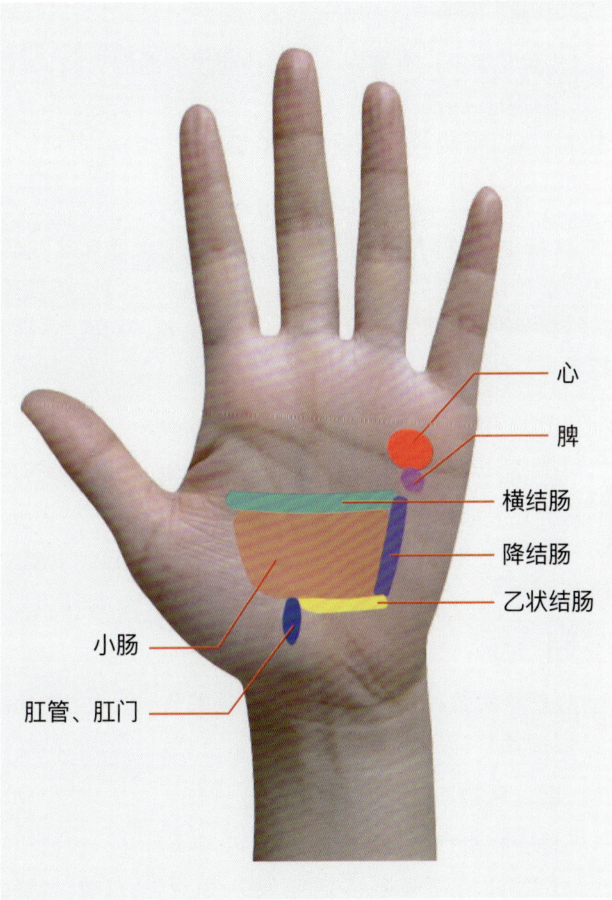
心
脾
横结肠
降结肠
乙状结肠
小肠
肛管、肛门

小脑、脑干 Xiǎonǎo、nǎogàn

[标准定位] 在掌面，拇指指腹尺侧面。

[主治] 脑震荡、高血压、头晕、头痛、失眠、感冒、走路摇晃、肌肉紧张、肌腱关节疾病。

三叉神经 Sānchāshénjīng

[标准定位] 在掌面，拇指指腹尺侧缘的远端，小脑、脑干反射区的上方。

[主治] 面部神经麻痹、偏头痛、头重、失眠、感冒、腮腺炎，眼、耳、口引发的神经痛。

上、下颌 Shàng、xiàhé

[标准定位] 双手拇指背侧，拇指指间关节横纹上下的带状区域，远端为上颌，近端为下颌。

[主治] 颞下颌关节紊乱、牙周炎、牙龈炎、龋齿、口腔溃疡。

舌 Shé

[标准定位] 双手拇指背侧，指间关节横纹的中央处。

[主治] 口腔溃疡、味觉异常。

喉、气管 Hóu、qìguǎn

[标准定位] 双手拇指近节指骨背侧中央。

[主治] 上呼吸道感染、咽喉炎、气管炎、咳嗽、气喘。

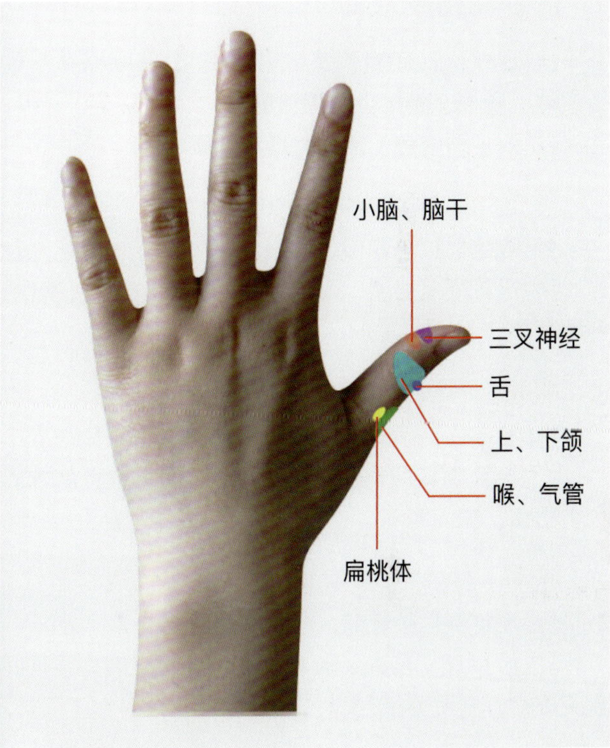

扁桃体 Biǎntáotǐ

[标准定位] 双手拇指近节指骨背侧肌腱的两侧。

[主治] 扁桃体炎、上呼吸道感染、发热。

脊柱 Jǐzhù

[标准定位] 手背侧第1、2、3、4、5掌骨体，包括颈椎、胸椎、腰椎、骶骨和尾骨。

[主治] 颈椎病、落枕、背痛、腰痛。

颈椎 Jǐngzhuī

[标准定位] 手背部，各掌骨背侧远端1/5处。

[主治] 颈项僵硬、颈项酸痛、头晕、头痛、落枕、各种颈椎病变。

胸椎 Xiōngzhuī

[标准定位] 手背部，各掌骨背侧中段2/5处。

[主治] 肩背酸痛、胸椎骨刺、腰脊强痛、胸椎间盘突出症、胸闷胸痛。

腰椎 Yāozhuī

[标准定位] 手背部，各掌骨背侧近端2/5处。

[主治] 腰背酸痛、腰椎骨刺、腰脊强痛、腰椎间盘突出症、腰肌劳损。

骶骨 Dǐgǔ

[标准定位] 手背部，各腕掌关节结合部。

[主治] 骶骨受伤、骶骨骨刺、坐骨神经痛。

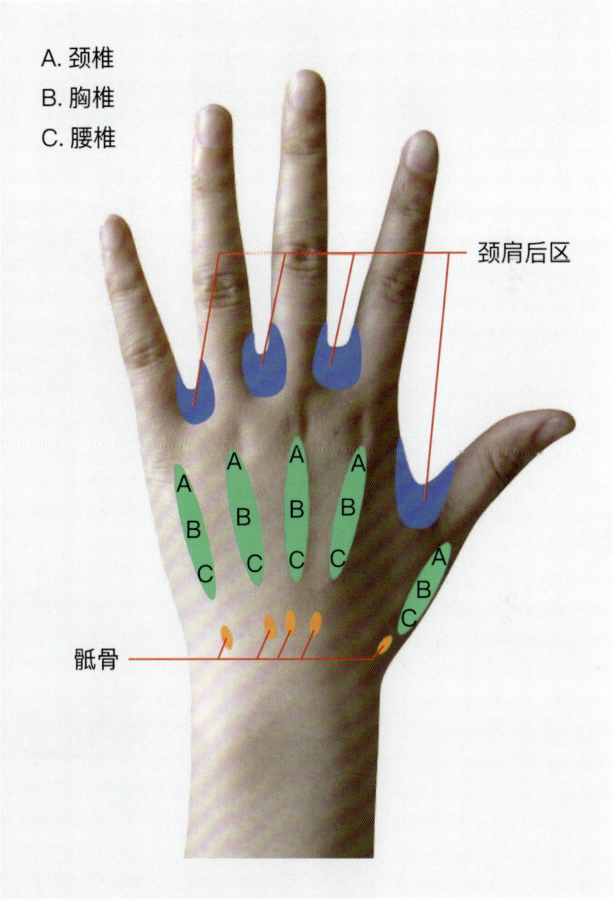
A. 颈椎
B. 胸椎
C. 腰椎
颈肩后区
A
B
C
A
B
C
A
B
C
A
B
C
A
B
C
骶骨

尾骨 Wěigǔ

[标准定位] 手背部，腕背横纹处。

[主治] 坐骨神经痛、尾骨受伤后遗症。

肋骨 Lèigǔ

[标准定位] 双手背侧，内侧肋骨反射区位于第 2 掌骨体中部偏远端的桡侧；外侧肋骨反射区位于第 4、5 掌骨之间，近掌骨底的凹陷中。

[主治] 胸膜炎、胸闷、肋膜炎、肋骨受伤。

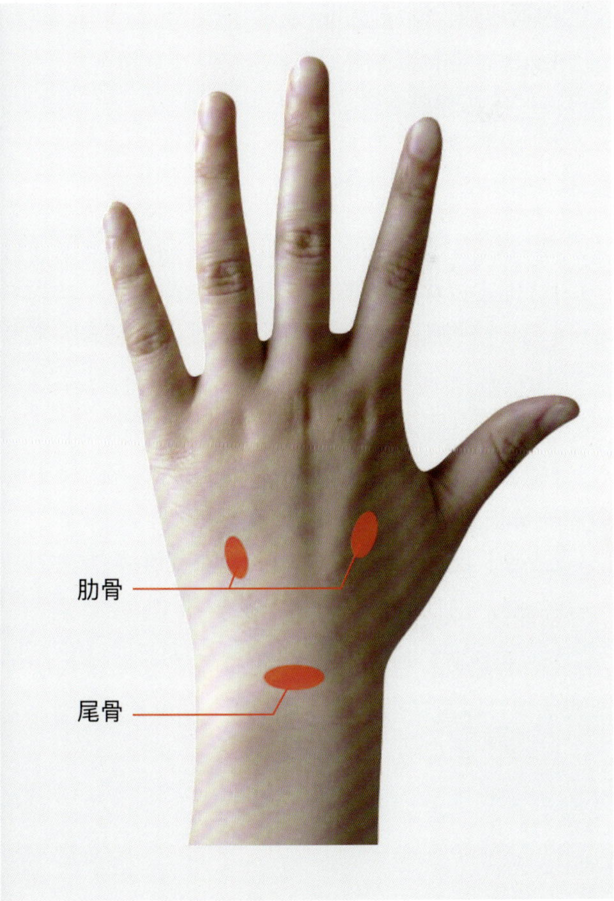
肋骨
尾骨

内耳迷路　Nèiěrmílù

[标准定位] 双手背侧，第 3、4、5 掌指关节之间，第 3、4、5 指根结合部。

[主治] 头晕、耳鸣、梅尼埃综合征、晕动症、高血压、低血压、平衡障碍。

胸、乳房　Xiōng、rǔfáng

[标准定位] 手背第 2、3、4 掌骨的远端。

[主治] 胸部病症、呼吸系统病症、心脏病、乳房疾病。

横膈膜　Hénggémó

[标准定位] 双手背侧，横跨第 2、3、4、5 掌骨中部的带状区域。

[主治] 呃逆、恶心、呕吐、腹胀、腹痛。

血压区　Xuèyāqū

[标准定位] 手背侧，第 1、2 掌骨和阳溪穴所包围的区域，以及食指近节指骨近端 1/2 处的桡侧。

[主治] 高血压、低血压、眩晕、头痛。

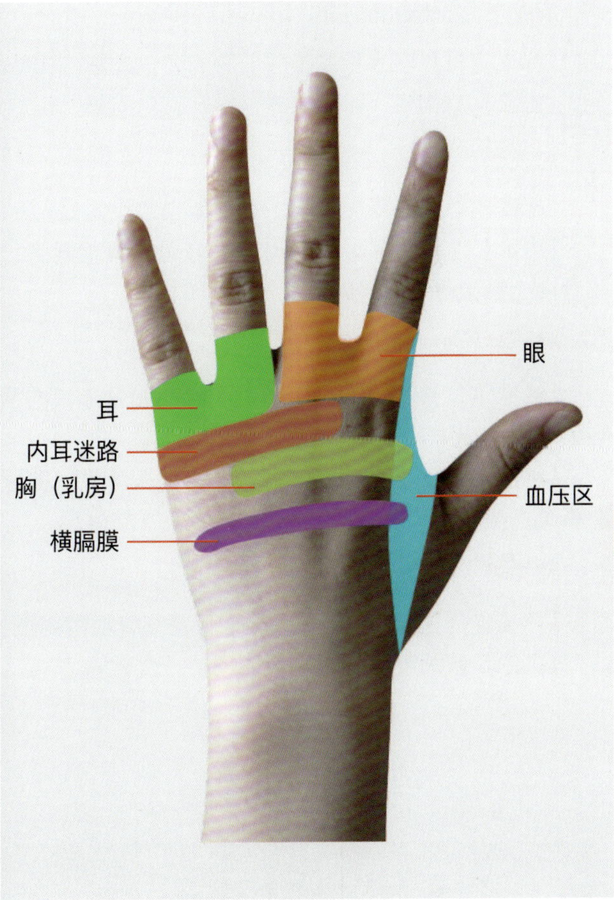
眼
耳
内耳迷路
胸（乳房）
血压区
横膈膜

肩关节 Jiānguānjié

[标准定位] 在小指掌指关节后的赤白肉际。

[主治] 肩周炎、手臂酸痛、手麻、白内障。

肘关节 Zhǒuguānjié

[标准定位] 手背侧，第 5 掌骨体中部尺侧处。

[主治] 肘部疾病（如网球肘、尺骨鹰嘴滑囊炎、肱骨内上髁炎等）、上肢瘫痪、手臂麻木等。

膝关节 Xīguānjié

[标准定位] 第 5 掌骨近端尺侧缘与腕骨形成的凹陷中。

[主治] 膝关节病变（如膝关节骨性关节炎、髌下滑囊炎、半月板损伤、侧副韧带损伤）、下肢瘫痪。

髋关节 Kuānguānjié

[标准定位] 手背侧，尺骨和桡骨茎突骨面的周围。

[主治] 髋关节疾病、坐骨神经痛、腰背痛。

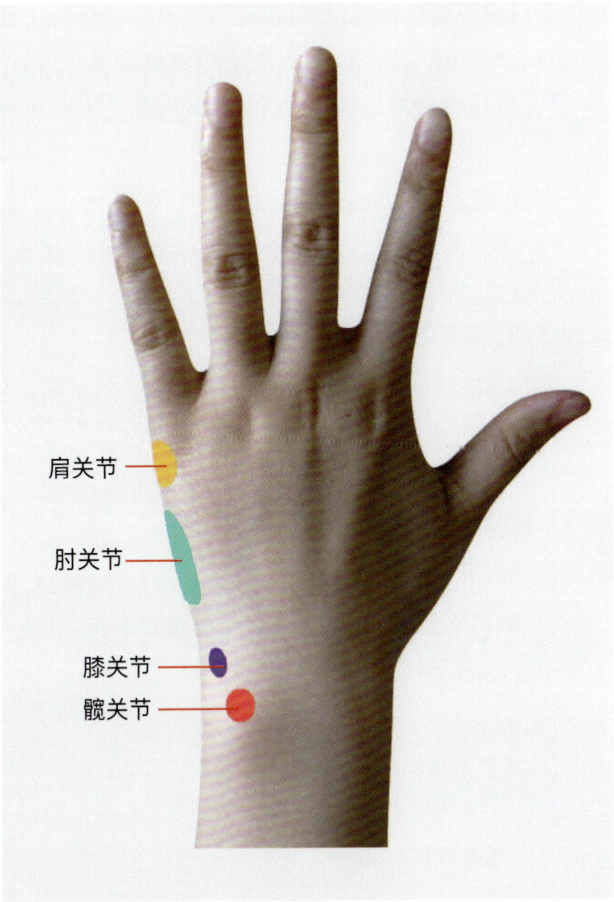
肩关节
肘关节
膝关节
髋关节

头颈淋巴结 Tóujǐnglínbājié

[标准定位] 双手各手指根部的掌侧和背侧凹陷中。

[主治] 颈部淋巴结肿大、甲状腺肿大、甲状腺功能亢进、牙痛。

甲状旁腺 Jiǎzhuàngpángxiàn

[标准定位] 在双手桡侧第1掌指关节背侧凹陷处。

[主治] 过敏、痉挛、失眠、呕吐、恶心、低钙、指甲脆弱、癫痫发作。

胸腺淋巴结 Xiōngxiànlínbājié

[标准定位] 第1掌指关节的尺侧。

[主治] 发热、炎症、囊肿，增强免疫力。

上身淋巴结 Shàngshēnlínbājié

[标准定位] 在手背月骨、三角骨和尺骨交界处。

[主治] 发热、炎症、囊肿，增强免疫力。

下身淋巴结 Xiàshēnlínbājié

[标准定位] 在手背舟骨和桡骨交界处。

[主治] 发热、炎症、囊肿。

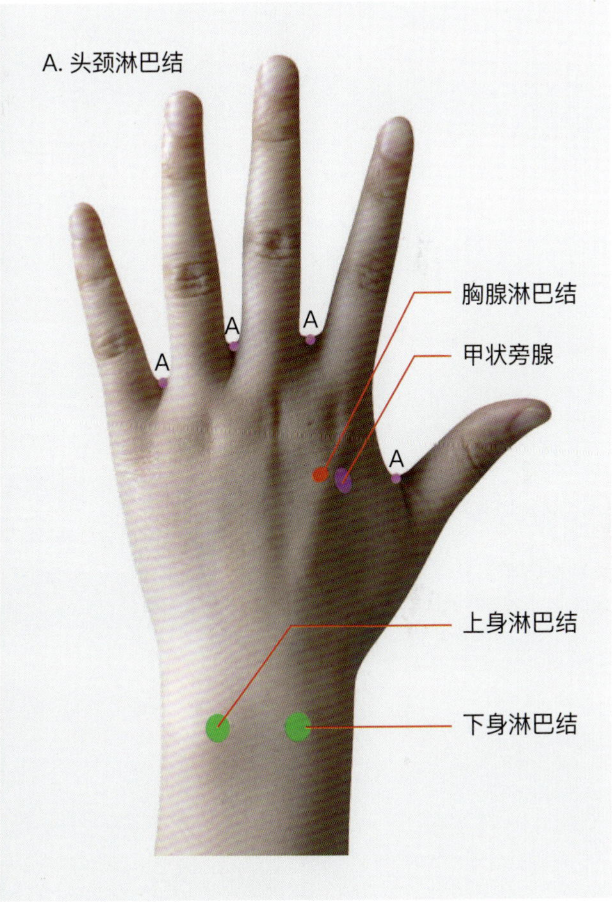
A. 头颈淋巴结
A
A
A
A
胸腺淋巴结
甲状旁腺
上身淋巴结
下身淋巴结

第五章　足部反射区

足部反射区疗法，是通过刺激人体足部反射区以治疗疾病的一种方法。反射区分布在整个足部甚至延伸到小腿，所以该疗法亦称作“足反射区健康法”“反射带疗法”等。

大脑 Dà'nǎo

[标准定位] 双脚踇趾趾腹全部。左脑病按右脚，右脑病按左脚。

[主治] 脑震荡、脑中风、脑性麻痹、脑血栓、头晕、头痛、感冒、神志不清、神经衰弱、视觉受损。

额窦 Édòu

[标准定位] 10 个趾端趾腹。

[主治] 脑中风、脑震荡、鼻窦炎、头晕、头痛、感冒、发热、失眠，眼、耳、口、鼻疾病。

小脑、脑干 Xiǎonǎo、nǎogàn

[标准定位] 小脑、脑干反射区位于踇趾根外侧靠近第 2 节趾骨处。

[主治] 脑震荡、高血压、头晕、头痛、失眠、感冒、走路摇晃、肌肉紧张、肌腱关节疾病。

垂体 Chuítǐ

[标准定位] 双脚踇趾趾腹正中。

[主治] 甲状腺、副甲状腺、肾上腺、生殖腺、脾、胰等功能失调，小儿发育不良，更年期综合征。

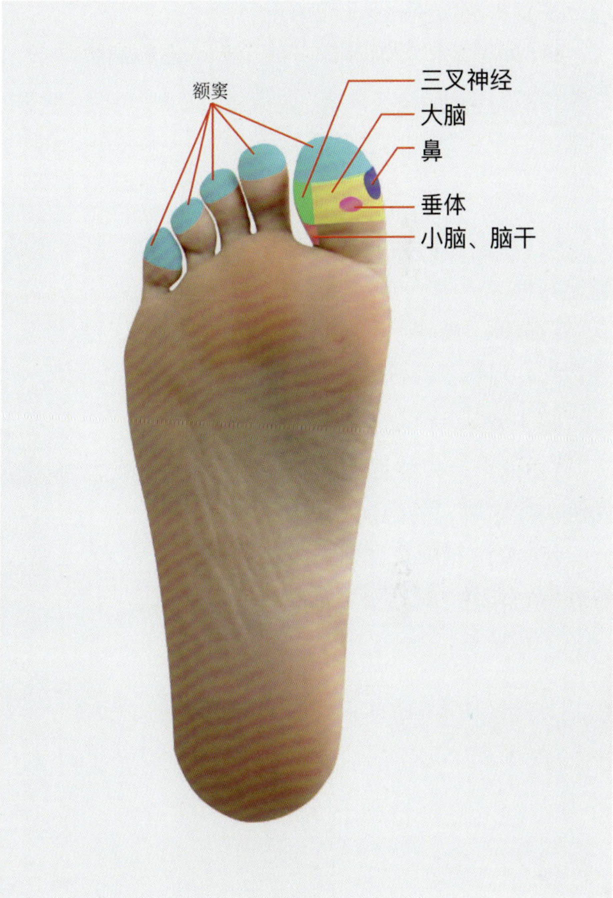
额窦
三叉神经
大脑
鼻
垂体
小脑、脑干

三叉神经 Sānchāshénjīng

[标准定位] 双脚踇趾外侧，靠近第 2 趾间。

[主治] 面部神经麻痹、偏头痛、头重、失眠、感冒、腮腺炎，眼、耳、口引发的神经痛。

鼻 Bí

[标准定位] 双脚踇趾趾腹外侧，靠近 趾甲上端延至其根底。

[主治] 鼻塞、流鼻涕、鼻出血（出血时禁忌）、鼻窦炎、过敏性鼻炎、急慢性鼻炎及上呼吸道感染。

眼 Yǎn

[标准定位] 双脚第 2、3 趾的中节趾和近节趾上。左眼病按右脚，右眼病按左脚。

[主治] 结膜炎、角膜炎、近视、远视、青光眼、白内障、怕光、流泪、老花眼、眼底出血。

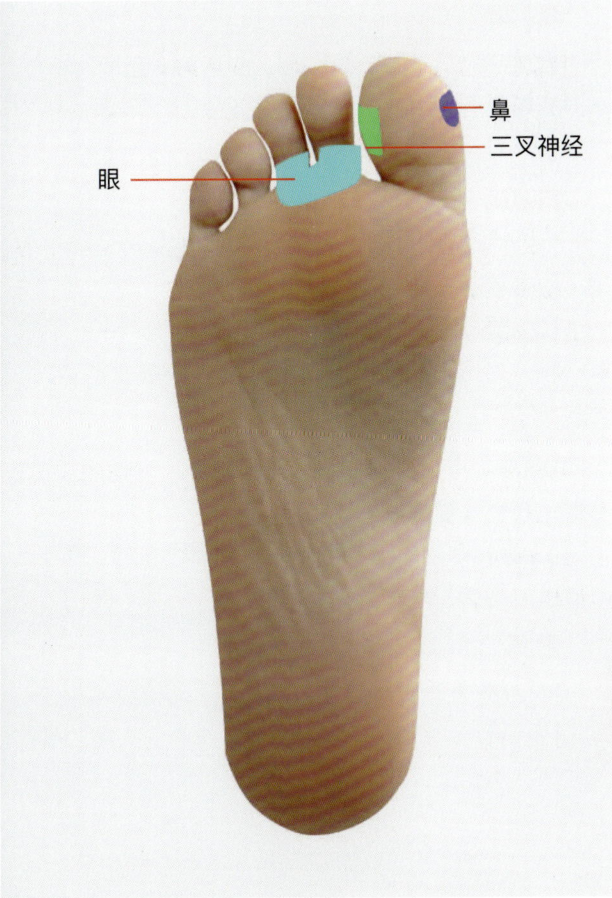
鼻
三叉神经
眼

耳 Ěr

[标准定位] 双脚第 4、5 趾的中节趾和近节趾上。左耳病按右脚、右耳病按左脚。

[主治] 耳鸣、耳炎、重听。

斜方肌 Xiéfāngjī

[标准定位] 双脚脚掌第 2、3、4 跖趾关节的下方，呈一横带状。

[主治] 肩周炎、肩背酸痛、两臂无力、手麻、落枕、白内障。

颈项 Jǐngxiàng

[标准定位] 双脚踇趾底部横纹处。左侧颈项病按右脚，右侧颈项病按左脚。

[主治] 颈项酸痛、颈项僵硬、头晕、头痛、流鼻血、高血压、落枕。

颈椎 Jǐngzhuī

[标准定位] 双脚踇趾内侧趾骨上端横纹尽头。

[主治] 颈项僵硬、颈项酸痛、头晕、头痛、落枕、各种颈椎病变。

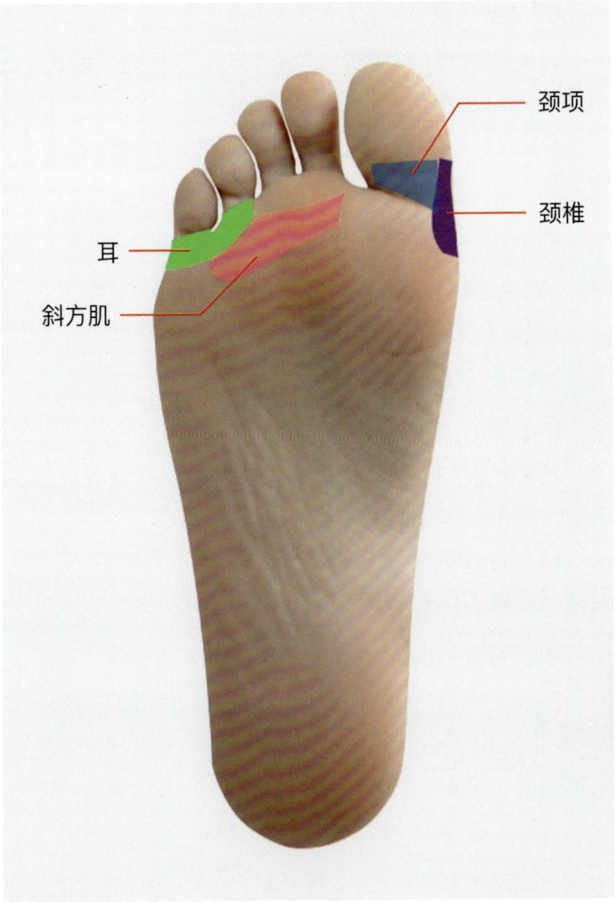
颈项
颈椎
耳
斜方肌

肺、支气管 Fèi、zhīqìguǎn

[标准定位] 双脚脚掌第 2、3、4、5 趾骨上端关节，中部通向第 3 趾骨中节呈⊥形区域。

[主治] 肺炎、支气管炎、肺气肿、肺结核、肺癌、胸闷。

肾上腺 Shènshàngxiàn

[标准定位] 双脚脚掌第 2 跖骨上端稍外侧。

[主治] 炎症、哮喘、过敏、心律不齐、昏厥、风湿症、关节炎、肾上腺皮质不全症。

甲状腺 Jiǎzhuàngxiàn

[标准定位] 双脚脚掌第 1 跖骨与第 2 跖骨前半部之间，并横跨第 1 跖骨中部的 L 形区域。

[主治] 甲状腺功能亢进或低下，甲状腺炎、心悸、失眠、感冒、烦躁、肥胖。

甲状旁腺 Jiǎzhuàngpángxiàn

[标准定位] 双脚脚掌内缘第 1 跖骨上端关节处。

[主治] 过敏、痉挛、失眠、呕吐、恶心、低钙、指甲脆弱、癫痫发作。

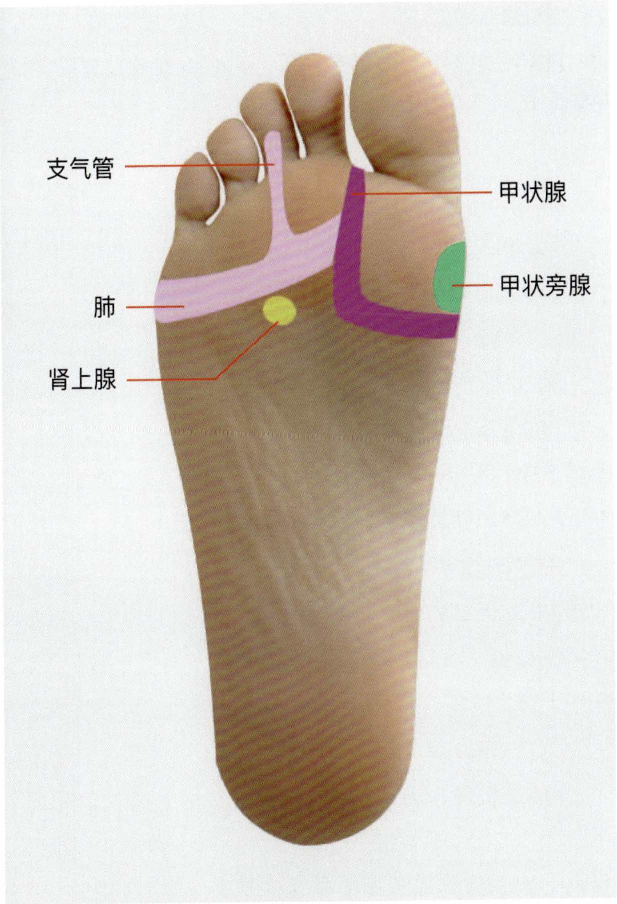
支气管
甲状腺
甲状旁腺
肺
肾上腺

食管 Shíguǎn

［标准定位］ 双脚脚掌第 1 跖趾关节处，呈一带状区域。

［主治］ 食管癌、食管疾病。

胃 Wèi

［标准定位］ 双脚脚掌第 1 跖骨中段。

［主治］ 胃痛、胃胀、胃酸过多，消化不良、胃下垂、恶心、呕吐、急慢性胃炎。

胰 Yí

［标准定位］ 双脚脚掌第 1 跖骨体后缘，胃与十二指肠反射区之间。

［主治］ 胰腺炎、糖尿病、消化不良。

十二指肠 Shíèrzhǐcháng

［标准定位］ 双脚脚掌第 1 跖骨下端与楔骨关节处。

［主治］ 十二指肠溃疡、食欲缺乏、消化不良、腹胀、食物中毒。

心 Xīn

［标准定位］ 双脚脚掌第 4、5 跖骨上端。

［主治］ 心律失常、心绞痛、心悸、胸闷、高血压、低血压、心脏缺损和循环系统疾病。

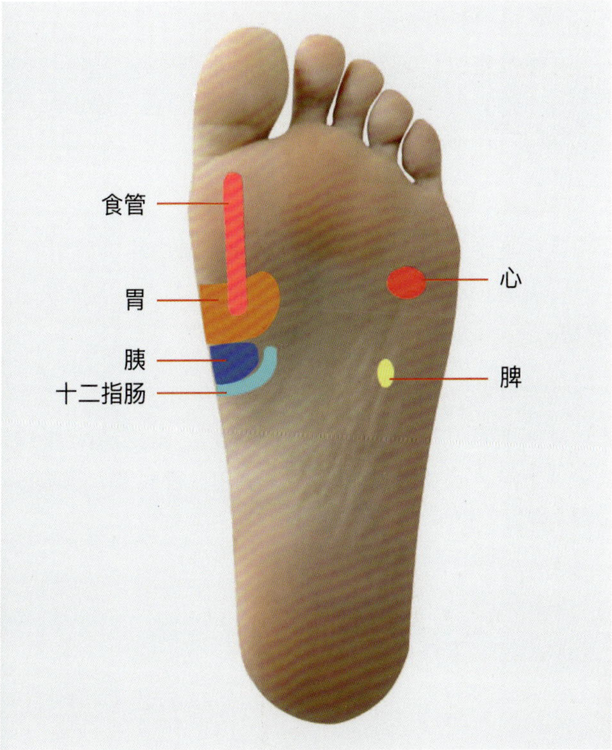

脾　Pí

[标准定位] 左脚脚掌第 4、5 跖骨下端。

[主治] 食欲缺乏、消化不良、发热、炎症、贫血。

肝 Gān

[标准定位] 右脚脚掌第 4、5 跖骨上端。

[主治] 肝炎、肝硬化、肝肿大、口舌干燥、眼疾、食欲缺乏、便秘、胆疾。

胆囊 Dǎnnáng

[标准定位] 右脚脚掌第 3、4 跖骨中段。

[主治] 胆囊炎、胆结石、黄疸病、肝疾、食欲缺乏、便秘。

腹腔神经丛 Fùqiāngshénjīngcóng

[标准定位] 双脚脚掌中心，第 2、3、4 跖骨中段。

[主治] 腰背酸痛、胸闷、呃逆、胃痉挛、腹胀。

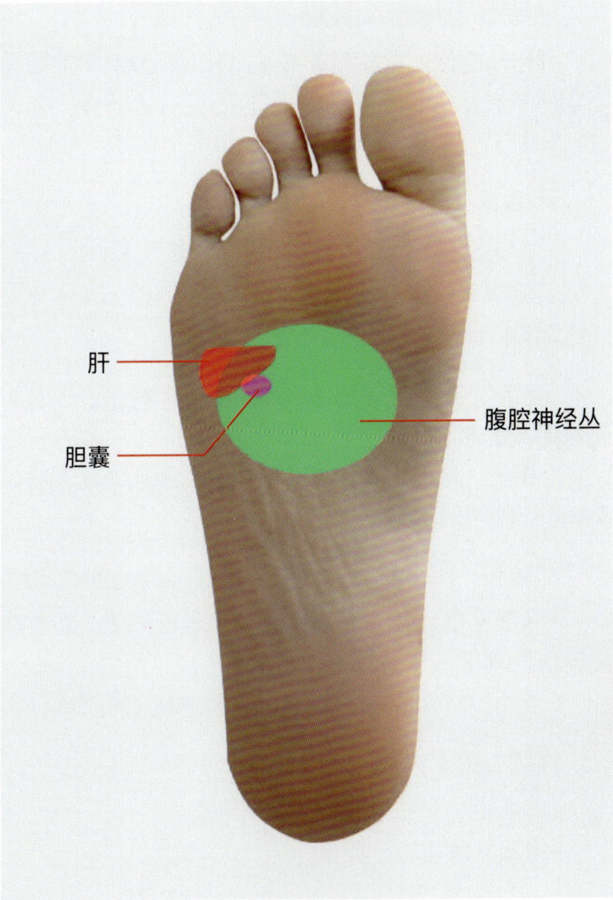
肝
胆囊
腹腔神经丛

横结肠 Héngjiécháng

[标准定位] 双脚脚掌中间，第1跖骨至第5跖骨下端一横带状区域。

[主治] 腹泻、腹胀、腹痛、肠炎、便秘。

升结肠 Shēngjiécháng

[标准定位] 右脚脚掌小肠反射区的外侧带状区域。

[主治] 便秘、腹痛、肠炎、腹泻。

小肠 Xiǎocháng

[标准定位] 双脚脚掌中部凹陷处，楔骨、骰骨、舟骨组成的相当于正方体的部分。

[主治] 急慢性肠炎、消化不良、食欲缺乏、肠胃胀闷、腹部闷痛、疲倦、紧张。

回盲瓣 Huímángbàn

[标准定位] 右脚脚掌跟骨前缘靠近外侧，在盲肠反射区的前方。

[主治] 消化系统及吸收障碍性疾病。

盲肠、阑尾 Mángcháng、lánwěi

[标准定位] 右脚脚掌跟骨前缘靠近外侧。

[主治] 阑尾炎、腹胀。

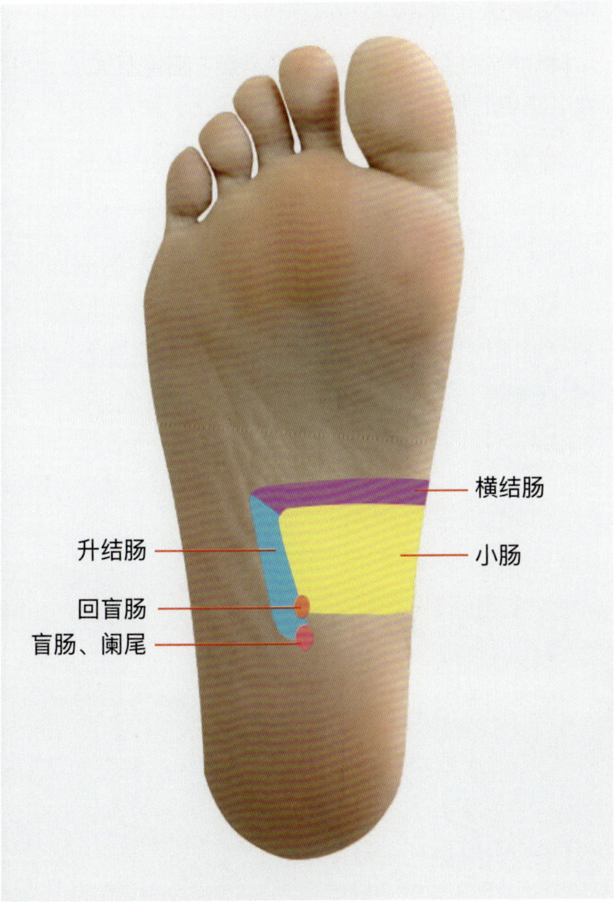
横结肠
升结肠
小肠
回盲肠
盲肠、阑尾

降结肠 Jiàngjiécháng

[标准定位] 左脚脚掌骰骨外侧一带状区域。

[主治] 腹泻、腹痛、腹胀、肠炎、便秘。

直肠及乙状结肠 Zhíchángjíyǐzhuàngjiécháng

[标准定位] 左脚脚掌跟骨前缘一横带状区域。

[主治] 腹痛、腹胀、腹泻、肠炎、便秘。

肛门 Gāngmén

[标准定位] 左脚脚掌跟骨前缘，直肠及乙状结肠反射区末端。

[主治] 便秘、脱肛、痔疮。

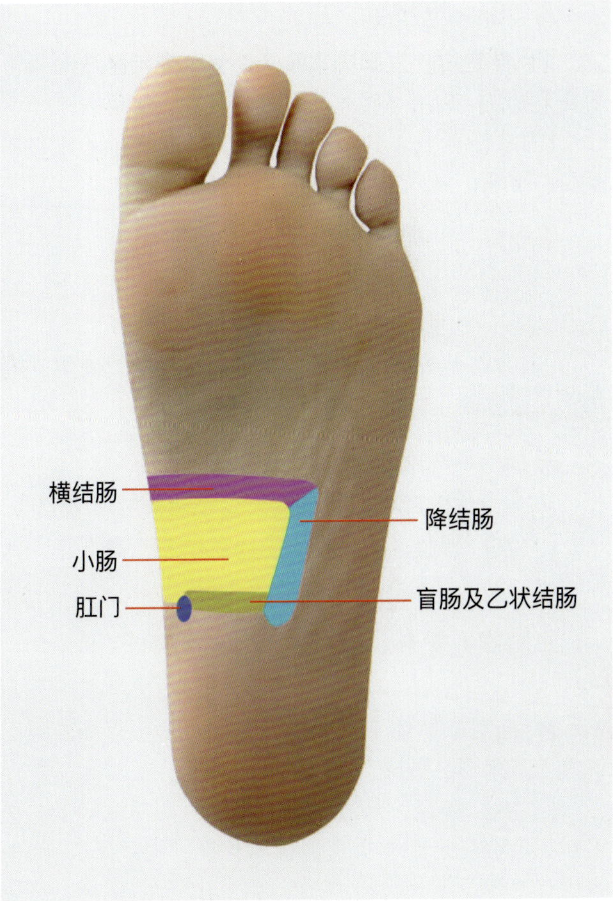
横结肠
降结肠
小肠
肛门
盲肠及乙状结肠

肾 Shèn

［标准定位］ 双脚脚掌第 2 跖骨下端与第 3 跖骨下端关节处。

［主治］ 肾炎、肾结石、游走肾、肾功能不良、尿毒症、腰痛、泌尿系统感染、高血压。

输尿管 Shūniàoguǎn

［标准定位］ 双脚脚掌自肾反射区至膀胱反射区略成弧状的 1 个区域。

［主治］ 输尿管炎、输尿管结石、输尿管狭窄、高血压、动脉硬化、风湿症、泌尿系统感染。

膀胱 Pángguāng

［标准定位］双脚脚掌内侧内踝前方,舟骨下方,展肌旁。

［主治］ 膀胱炎、尿道炎、膀胱结石、高血压、动脉硬化、泌尿系统与膀胱疾患。

生殖腺（睾丸、卵巢） Shēngzhíxiàn（gāowán、luǎncháo）

［标准定位］ ①双脚脚掌足跟中央；②双脚外踝后下方呈三角形区域内。

［主治］ 痛经、月经不调、不孕、性功能低下、更年期综合征。足跟中央反射区可称作“失眠区”，治失眠症有特效。

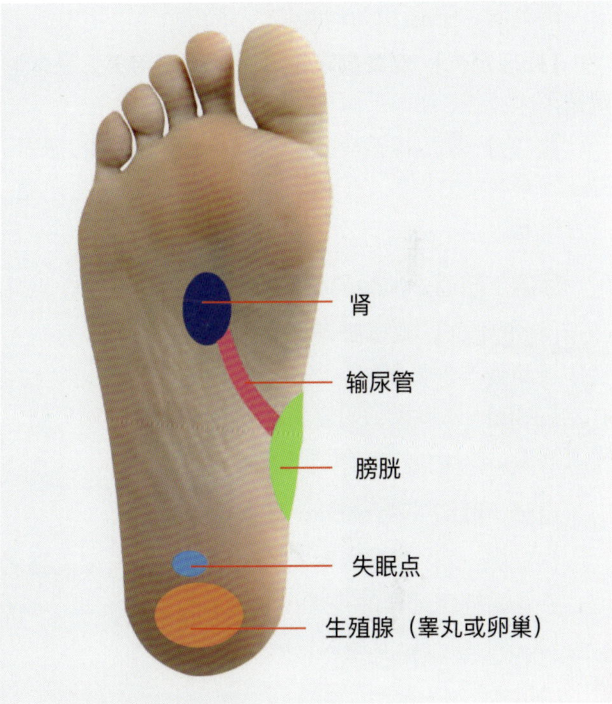

失眠点　Shīmiándiǎn

[标准定位] 双脚脚底跟骨前，生殖腺反射区的上方。治失眠症有特效。

[主治] 失眠、多梦、头痛、头晕。

前列腺、子宫 Qiánlièxiàn、zǐgōng

[标准定位] 双脚脚跟骨内侧，踝骨后下方三角形区域内。

[主治] 男性，前列腺炎、前列腺肥大、尿频、尿血、排尿困难、尿道疼痛。女性，经痛、月经不调、子宫肌瘤、子宫下垂。

尿道、阴道 Niàodào、yīndào

[标准定位] 双脚脚跟内侧，自膀胱反射区斜向上延伸至距骨与舟骨之间。

[主治] 尿道炎、阴道炎、尿频、遗尿、尿失禁、尿道感染。

直肠、肛门 Zhícháng、gāngmén

[标准定位] 双腿内侧胫骨的后方与趾长屈肌腱之间，外踝后向上延伸的一带状区域。

[主治] 痔疮、直肠炎、脱肛、便秘。

腹股沟 Fùgǔgōu

[标准定位] 双脚内侧踝尖上方胫骨凹陷处。

[主治] 疝气、小腹胀痛、生殖系统疾患。

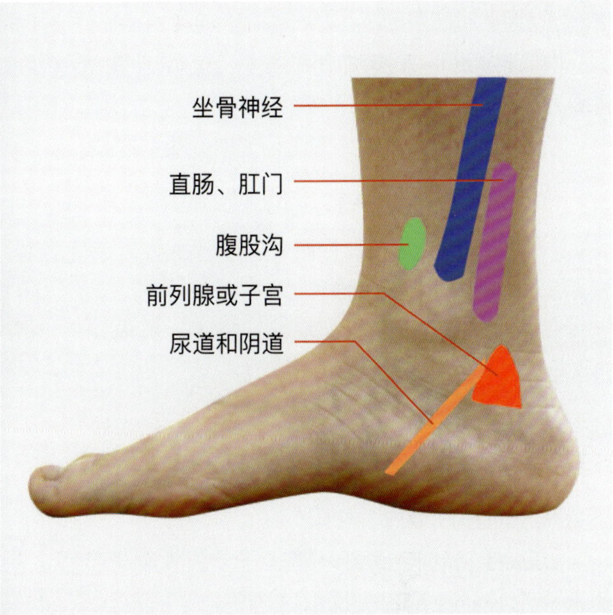

坐骨神经　Zuògǔshénjīng

[标准定位] ①双脚内踝关节起，沿胫骨后缘向上延伸两掌左右；②双脚外踝关节起，沿腓骨前侧向上延伸两掌左右。

[主治] 坐骨神经痛、坐骨神经炎、脚麻木、脚抽筋。

下腹部 Xiàfùbù

[标准定位] 双脚外侧腓骨后方，自外踝骨后方向上延伸 4 横指的一带状区域。

[主治] 经期紧张、月经不规律、腹部胀痛。

横膈膜 Hénggémó

[标准定位] 双脚脚背楔骨、骰骨上方，跖骨后端，横跨脚背形成的带状区域。

[主治] 呃逆、恶心、呕吐、腹胀、腹痛。

生殖腺（睾丸、卵巢） Shēngzhíxiàn（gāowán、luǎncháo）

[标准定位] ①双脚脚掌足跟中央；②双脚外踝后下方呈三角形区域内。

[主治] 痛经、月经不调、不孕、性功能低下、更年期综合征。足跟中央反射区可称作“失眠区”，治失眠症有特效。

坐骨神经 Zuògǔshénjīng

[标准定位] ①双脚内踝关节起，沿胫骨后缘向上延伸两掌左右；②双脚外踝关节起，沿腓骨前侧向上延伸两掌左右。

[主治] 坐骨神经痛、坐骨神经炎、脚麻木、脚抽筋。

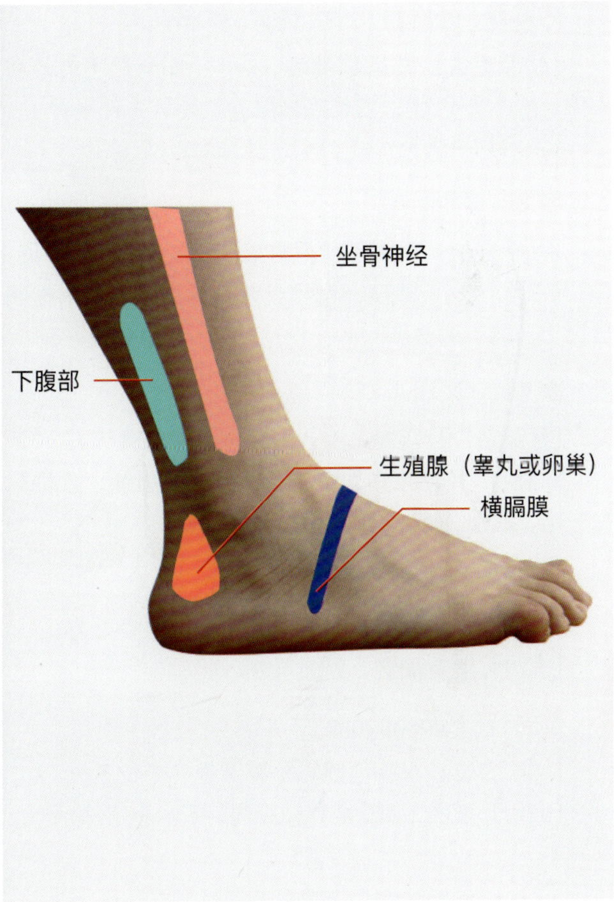
坐骨神经
下腹部
生殖腺（睾丸或卵巢）
横膈膜

内尾骨、外尾骨 Nèiwěigǔ、wàiwěigǔ

［标准定位］双脚跟骨结节处，沿跟骨后下方转向上方，呈L形区域。内侧为内尾骨，外侧为外尾骨。

［主治］坐骨神经痛、尾骨受伤后遗症。

胸椎 Xiōngzhuī

［标准定位］双脚足弓内侧第1跖骨至楔骨关节处。

［主治］肩背酸痛、胸椎骨刺、腰脊强痛、胸椎间盘突出、胸闷胸痛。

腰椎 Yāozhuī

［标准定位］双脚足弓内侧缘楔骨至舟骨下方。

［主治］腰背酸痛、腰椎骨刺、腰脊强痛、腰椎间盘突出、腰肌劳损。

骶骨 Dǐgǔ

［标准定位］双脚足弓内侧缘距骨、跟骨下方。

［主治］骶骨受伤、骶骨骨刺、坐骨神经痛。

髋关节 Kuānguānjié

［标准定位］双脚内踝和外踝下缘4个位置。

［主治］髋关节痛、坐骨神经痛、腰背痛、两胯无力、脚麻木。

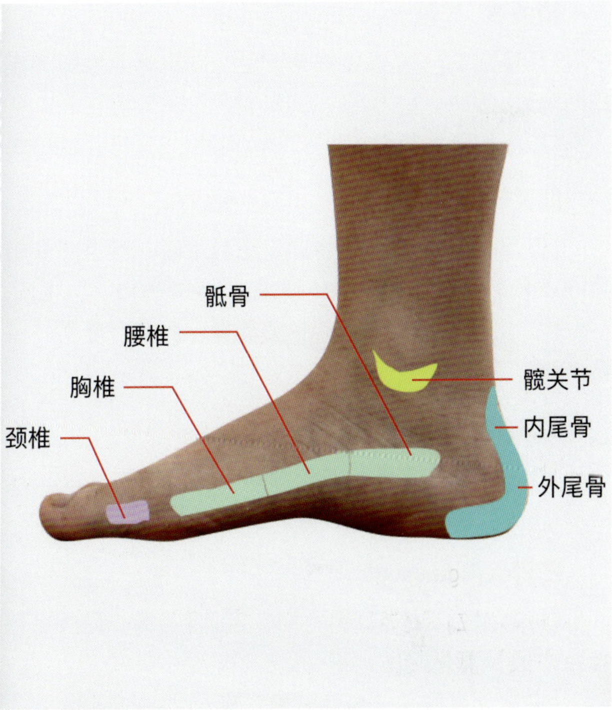

颈椎　Jīngzhuī

[标准定位] 双脚趾内侧趾骨上端横纹尽头。

[主治] 颈项僵硬、颈项酸痛、头晕、头痛、落枕、各种颈椎病变。

膝关节　Xīguānjié

[标准定位] 双脚外侧第 5 趾骨与跟骨前缘所形成的凹陷处。

[主治] 膝关节炎、膝关节痛、膝关节受伤、脚麻木。

肘关节　Zhǒuguānjié

[标准定位] 双脚外侧第 5 跖骨下端，接近跖骨粗隆处。

[主治] 肘关节酸痛、肘关节炎、肘关节受伤、臂膊疼痛、手臂麻木。

肩关节　Jiānguānjié

[标准定位] 双脚脚掌外侧第 5 跖趾关节处。

[主治] 肩周炎、手臂酸痛、手麻、白内障。

肩胛骨　Jiānjiǎgǔ

[标准定位] 双脚脚背沿第 4 趾骨与第 5 趾骨至骰骨处，呈 Y 形区域。

[主治] 肩周炎、肩背酸痛、肩关节活动障碍。

外尾骨　Wàiwěigǔ

[标准定位] 双脚跟骨结节处，沿跟骨后下方转向上方，呈“L”形区域。内侧为内尾骨，外侧为外尾骨。

[主治] 坐骨神经痛、尾骨受伤后遗症。

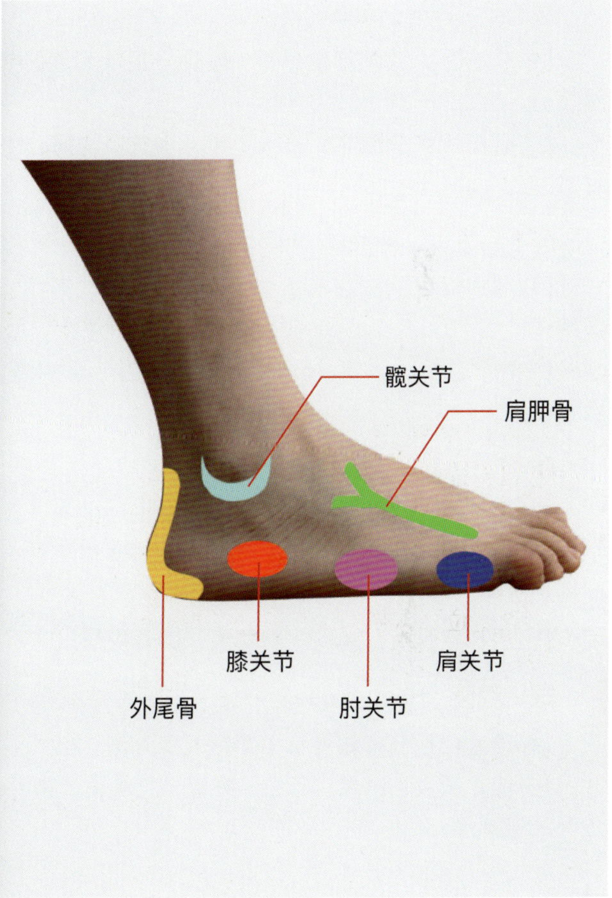
髋关节
肩胛骨
膝关节
肩关节
外尾骨
肘关节

腕关节 Wànguānjié

[标准定位] 双脚脚背舟骨、骰骨与距骨关节正中凹陷处。

[主治] 腕关节酸痛、腕关节炎、腕关节受伤、手麻木。

胸（乳房） Xiōng（rǔfáng）

[标准定位] 双脚脚背第 2、3、4 跖骨中部形成的区域。

[主治] 胸痛、胸闷、乳腺炎、乳腺增生、乳腺癌、食管疾病。

肋骨 Lèigǔ

[标准定位] 位于双脚脚背，第 1 楔骨与舟骨之间形成的区域为内侧肋骨。第 3 楔骨与骰骨之间形成的区域为外侧肋骨。

[主治] 胸膜炎、胸闷、肋膜炎、肋骨受伤。

喉、气管 Hóu、qìguǎn

[标准定位] 双脚脚背第 1 跖趾关节外侧。

[主治] 喉炎、咽炎、咳嗽、哮喘、气管炎、嘶哑、上呼吸道感染。

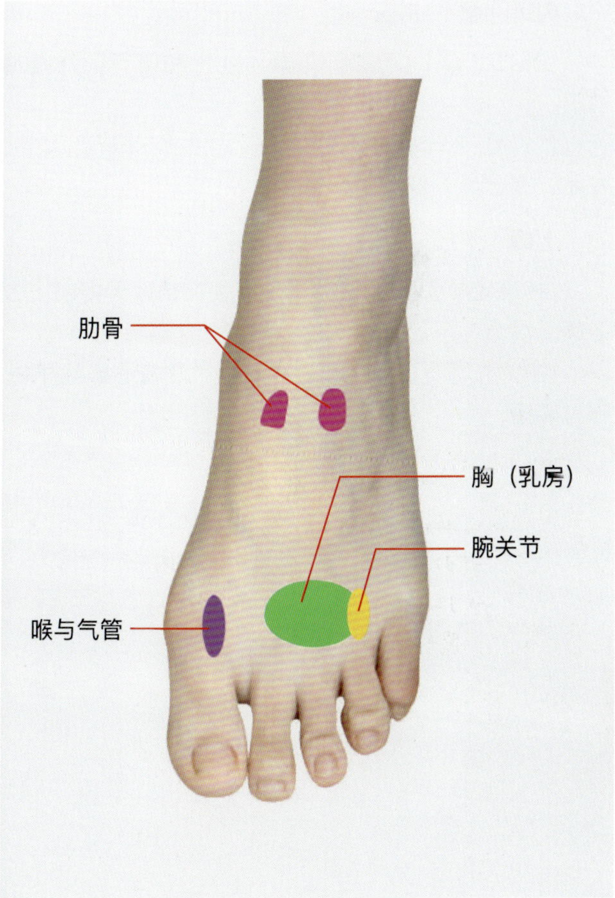
肋骨
胸（乳房）
腕关节
喉与气管

内耳迷路 Nèiěrmílù

［标准定位］ 双脚脚背第 4 趾骨和第 5 趾骨骨缝前端。

［主治］晕车、晕船、平衡障碍、头晕、眼花、耳鸣、昏迷、高血压、低血压。

上颌、下颌 Shànghé、xiàhé

［标准定位］ 双脚脚背踇趾间关节横纹处的前方为上颌，后方为下颌。

［主治］牙痛、牙出血、牙龈炎、口腔溃疡、打鼾、味觉障碍。

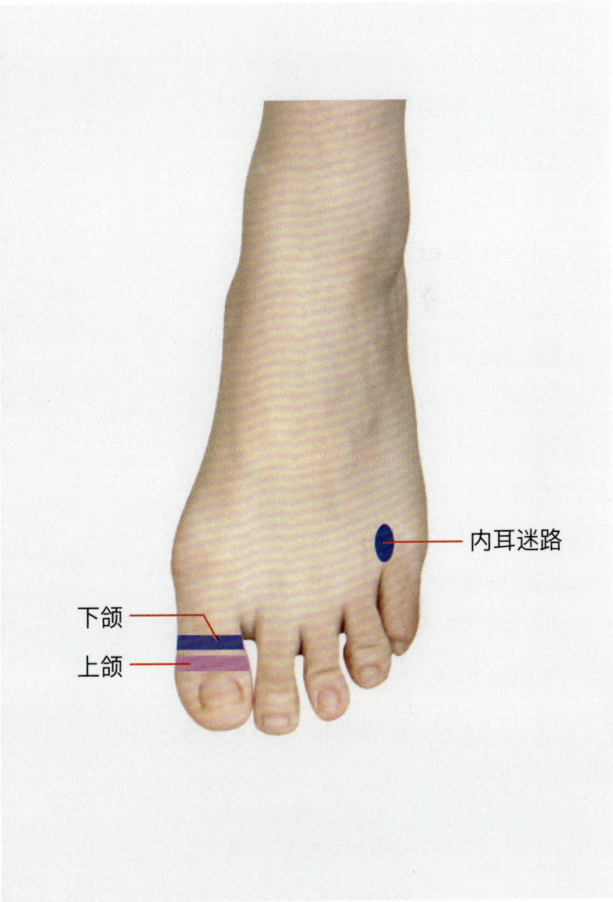
内耳迷路
下颌
上颌

扁桃体 Biǎntáotǐ

[标准定位] 双脚脚背踇趾第2节上方,肌腱的两侧。

[主治] 扁桃体炎、上呼吸道感染。

胸部淋巴结 Xiōngbùlínbājié

[标准定位] 双脚脚背第1、2跖骨之间。

[主治] 发热、炎症、囊肿,增强免疫力。

颈部淋巴结 Jǐngbùlínbājié

[标准定位] 双脚脚背、脚底的各趾蹼间。

[主治] 颈部淋巴结肿大、甲状腺肿大、甲状腺功能亢进、牙痛。

上身淋巴结 Shàngshēnlínbājié

[标准定位] 双脚脚背外侧踝骨前,由距骨、外踝构成的凹陷部位。

[主治] 发热、炎症、囊肿,增强免疫力。

下身淋巴结 Xiàshēnlínbājié

[标准定位] 双脚脚背内侧踝骨前,由距骨、内踝构成的凹陷部位。

[主治] 发热、炎症、囊肿。

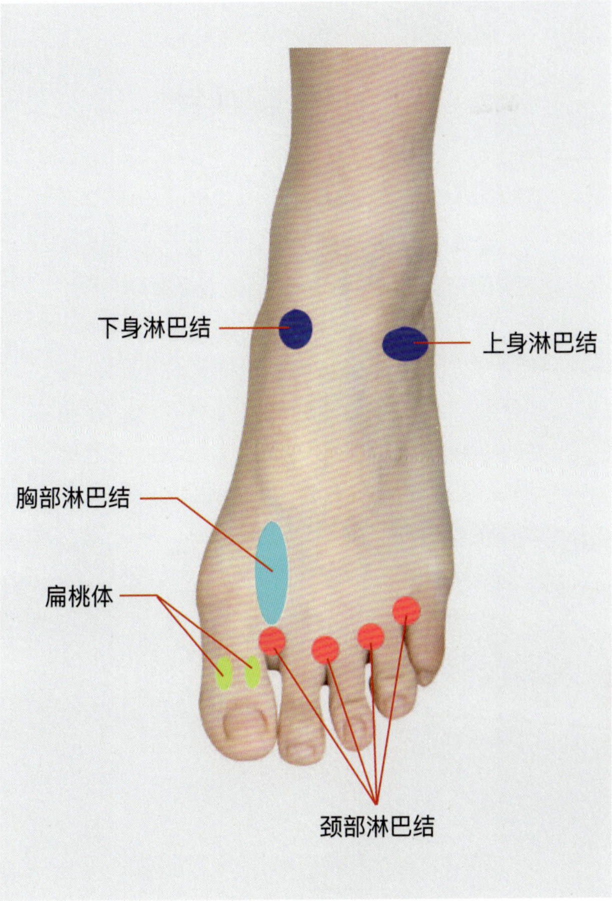
下身淋巴结
上身淋巴结
胸部淋巴结
扁桃体
颈部淋巴结

附　篇　腕踝针

腕踝针是一种新的针刺疗法，是在人体的腕部或踝部的相应点用毫针进行皮下浅刺，用于治疗全身各部位一些常见病症的一种简易方法。根据病变表现的部位不同，将其分别归纳在身体两侧的6个纵区内，在两侧的手腕部和足踝部各定6个刺激点（进针点）。以人体的横膈为界，按区选点，用毫针沿皮下平刺，以不产生酸、麻、胀、重、痛等感觉而能达到治病目的的一种针刺疗法。

分区及主治

腕踝针疗法将人体分为6个区，绝大多数病症能够确切表现为一定部位病变，这些病症都可以归纳在身体两侧6个纵区范围内。区域是沿人体纵轴排列的，以前、后正中线为界，各区位置及归属病症如下。

1区：前正中线两侧的区域，包括额部、眼、鼻、舌、气管、口唇、前牙、咽喉、食管、心脏、心腹部、脐部、下腹部和会阴部。

归属病症：前额部头痛、眼疾、鼻塞、流口水、前牙痛、咽喉痛、气管炎、胃痛、心悸、胆小、遗尿、痛经、白带多等。

2区：身体前面的两旁。包括颞部、颊部、后牙、颌下部、甲状腺、锁骨上窝、乳部、肺、肝、胆（右）和侧腹部。

归属病症：颞前头痛、后牙痛、乳房胀痛、胸痛、哮喘、肝区痛、胁肋胀痛等。

3区：身体前面的外缘，范围狭窄。头面部、沿耳郭前缘的垂直线；胸腹部、沿腋窝前缘向下的垂直线。

归属病症：出现在3区的症状较少，颞浅动脉病、沿腋前缘的胸痛或腹痛等。

4区：身体前后面交界处。包括头顶至耳垂直下的区域，斜方肌缘，胸腹部的腋窝顶至髂前上棘间的垂直区域。

归属病症:头顶痛、耳鸣、耳聋、下颌关节紊乱症、腋窝以下的胸腹痛等。

5 区：身体后面两旁，与前面的 2 区相对。包括颞后部、颈的后外侧部、自肩胛区向下的区域。

归属病症：颞后部头部、落枕、肩胛部痛、腰椎横突综合征。

6 区：后正中线两侧的区域，与前面的 1 区相对。包括后头部、枕项部、脊柱棘突与椎旁、骶尾部、肛门等。

归属病症：后头痛、项强痛、急性腰扭伤，腰肌劳损等。

这 6 个区，可以记作：沿中线两侧，前面 1 区、后面 6 区；两旁的，前面 2 区，后面 5 区；前后面交界处为 4 区，前面的外缘为 3 区。

以胸骨末端和两侧肋弓的交界处为中心，划一条环绕身体的水平线为横线，代表横膈。横线将身体两侧的 6 个区分成上下两半。横线以上的各区分别叫作上 1 区、上 2 区、上 3 区、上 4 区、上 5 区、上 6 区；横线以下的各区分别叫作下 1 区、下 2 区、下 3 区、下 4 区、下 5 区、下 6 区。为标明症状在左侧或右侧，又可记作右上 1 区或左下 6 区等。

四肢方面，当两上肢和两下肢处于内侧面向前，两侧互相靠拢的位置时，四肢的内侧面就相当于躯干的前面；外侧面就相当于躯干的后面；前面的一条缝相当于前中线；后面的一条缝相当于后中线，这样，四肢的划分就与躯干相仿。

查明病症所在的身体区域，即在腕部、踝部选取同一区的进针点。腕部和踝部各有 6 个进针点，每一进针点与身体上、下 6 个区相一致，所以每一进针点可治疗与其相一致的身体区域内病症。

穴位定位与主治

1. 腕部进针点 腕部进针点共6个，约在腕横纹上二横指环绕腕部的一圈处。从掌面尺侧起至桡侧，再从背面桡侧至尺侧，依次顺序为上1、上2、上3、上4、上5、上6。

上1 Shàng1

[标准定位] 在小指侧的尺骨缘与尺侧屈腕肌腱之间，靠肌腱内侧的凹陷处。

[主治] 前额部头痛、眼疾、鼻病、三叉神经痛、面肿、前牙肿痛、眩晕、咽痛、气管炎、胃痛、心脏病、高血压、盗汗、寒战、失眠、癔症等。

上2 Shàng2

[标准定位] 在腕掌侧面的中央，掌长肌腱与桡侧屈腕肌腱之间，即心包经之内关穴。

[主治] 前颞部头痛、后牙肿痛、颌下肿痛、胸闷、胸痛、回乳、哮喘、手掌心痛（针尖向上刺），指端麻木（针尖向下刺）。

上3 Shàng3

[标准定位] 腕横纹上2寸，桡骨边缘处，桡动脉外侧。

[主治] 高血压、胸痛。

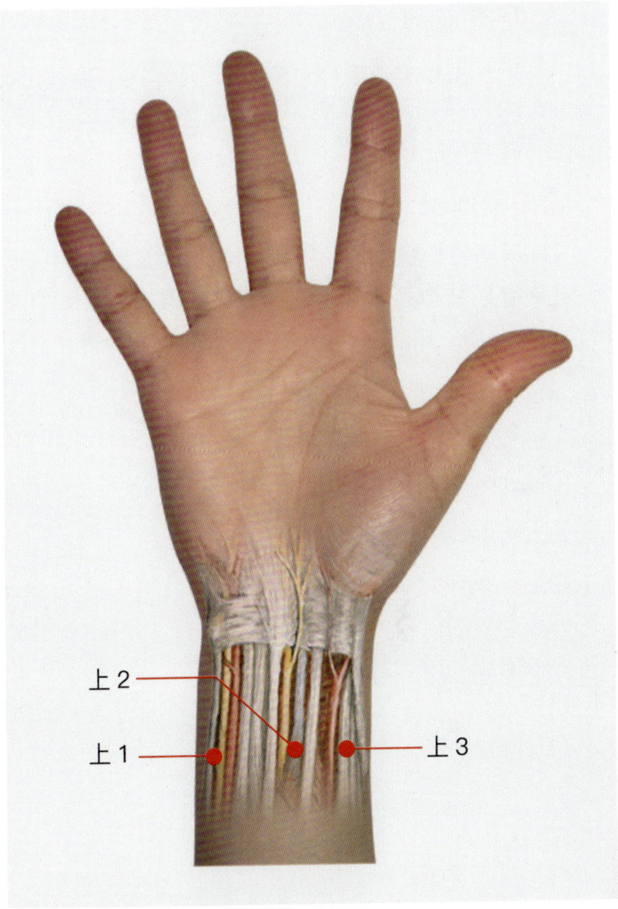

上 2
上 1
上 3

上4 Shàng4

[标准定位] 手掌向内，在拇指的桡骨缘上。

[主治] 头顶痛、耳病、下颌关节功能紊乱、肩关节前部痛、胸痛（腋中线部）等。

上5 Shàng5

[标准定位] 腕背面的中央，即三焦经之外关穴。

[主治] 后颞部头痛、上肢感觉障碍、上肢运动障碍、肘关节痛、腕和指关节痛（针尖向下刺）等。

上6 Shàng6

[标准定位] 小指侧尺骨缘。

[主治] 后头部痛、枕项痛、颈胸部脊柱及椎旁痛等。

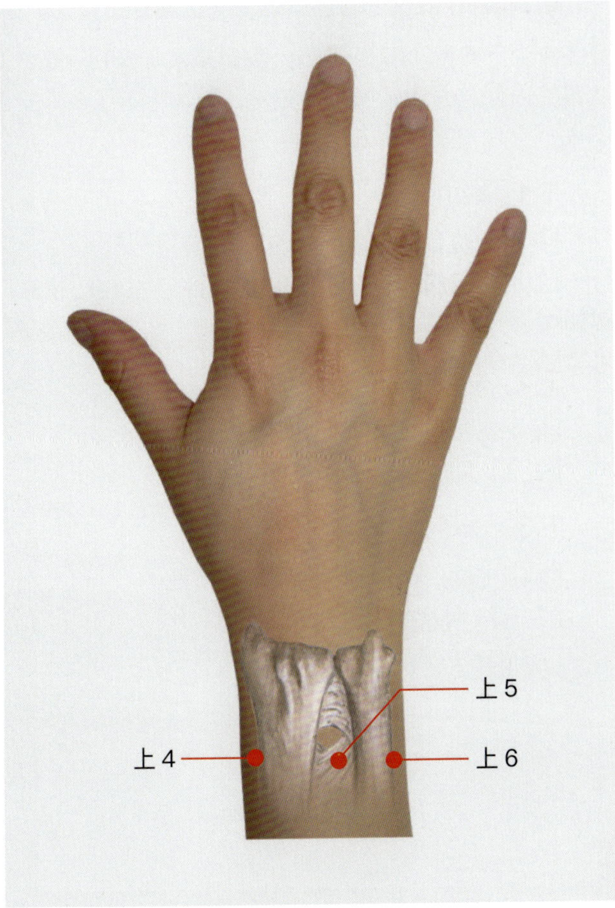
上5
上4
上6

2. 踝部进针点 踝部进针点共6点，约在内外踝最高点上三横指（相当于悬钟、三阴交穴下端）一圈处，从跟腱内侧起向前转到外侧跟腱，依次为下1、下2、下3、下4、下5、下6。

下1 Xià1

[标准定位] 靠跟腱内缘。

[主治] 上腹部胀痛、脐周围痛、痛经、白带、遗尿、阴部瘙痒、足跟痛（针尖向下刺）等。

下2 Xià2

[标准定位] 在内侧面中央、靠胫骨后缘。

[主治] 肝区痛、侧腹部痛、过敏性肠炎等。

下3 Xià3

[标准定位] 胫骨前缘向内1厘米处。

[主治] 膝关节（内缘）痛等。

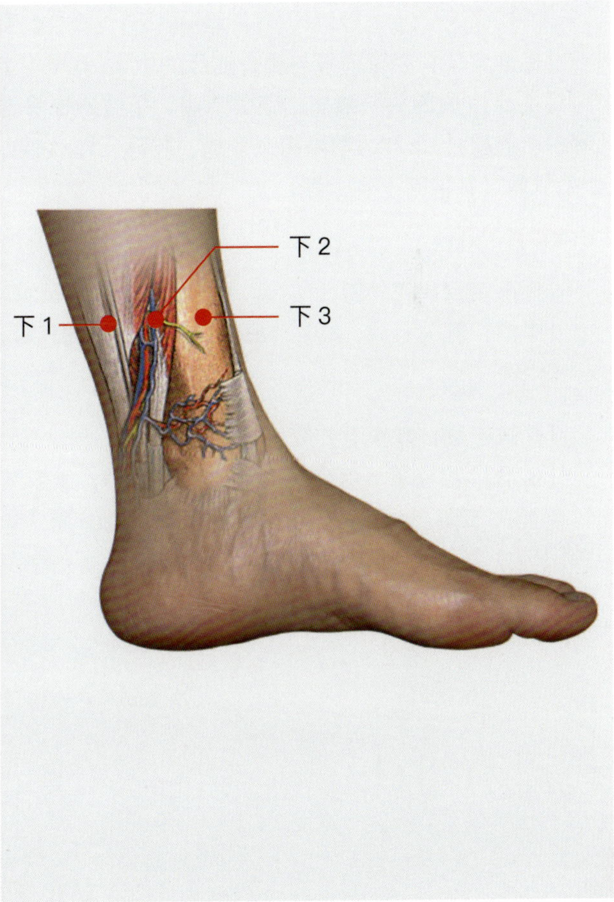

下 2
下 1
下 3

下 4 Xià4

[标准定位] 胫骨前缘与腓骨前缘的中点。

[主治] 股四头肌酸痛，膝关节痛，下肢感觉障碍（麻木、过敏）、下肢运动障碍（瘫痪、肢颤、舞蹈症）、趾关节痛（针尖向下刺）等。

下 5 Xià5

[标准定位] 在外侧面中央，靠腓骨后缘。

[主治] 髋关节痛，踝关节扭伤（针尖朝下刺）等。

下 6 Xià6

[标准定位] 靠跟腱外缘。

[主治] 治疗下 6 区病症。如急性腰扭伤、腰肌劳损、骶髂关节痛、坐骨神经痛、腓肠肌痛、脚前掌痛（针尖朝下刺）等。

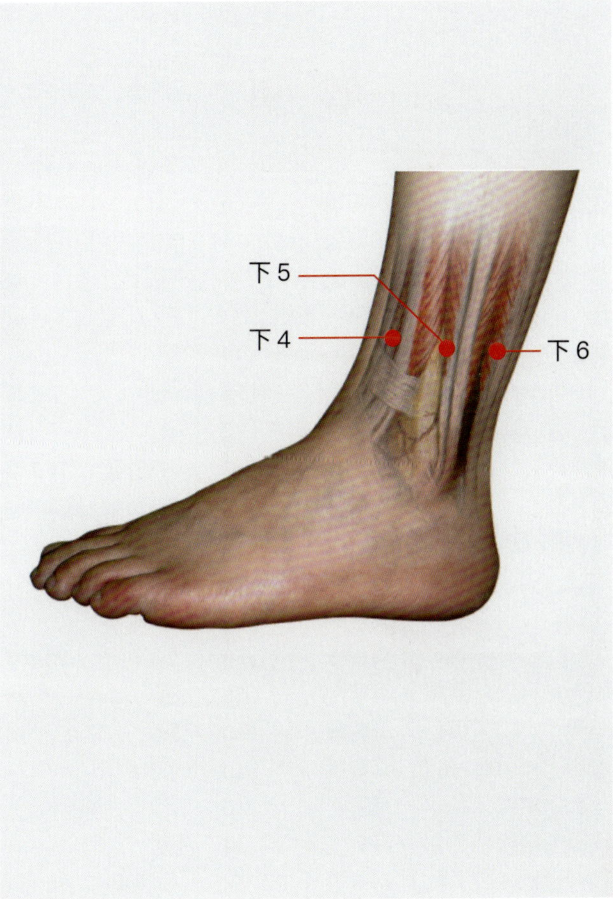
下 5
下 4
下 6

索 引

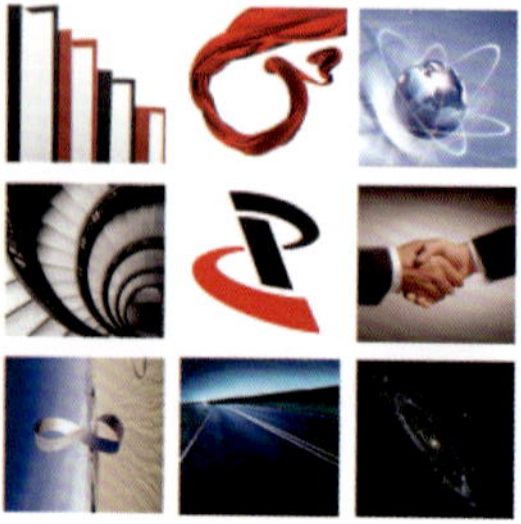

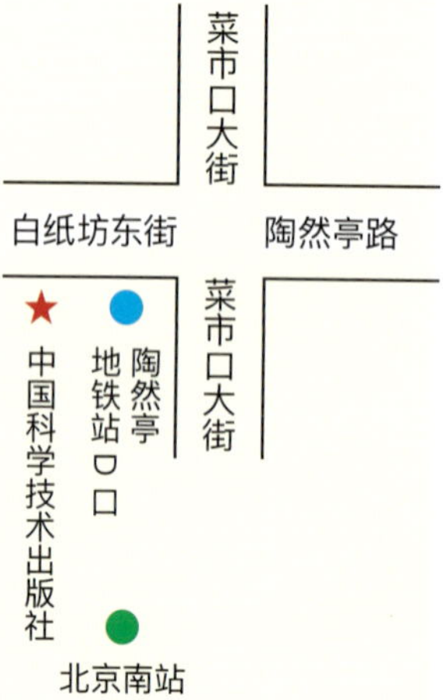

中国科学技术出版社为中央级出版社，创建于1956年，隶属于中国科学技术协会，是中国出版科普图书历史最长、品种最多、规模最大的出版社。主要出版和发行医药卫生、基础科学、工程技术、人文科学等多领域的学术专著和科普出版物。已累计出版各类出版物近2万种，发行4亿余册，创造了良好的社会效益。

我社拥有专业的传统纸媒出版和现代数字传媒出版能力，正努力由单一传统出版向传统出版与新媒体融合发展，向着有丰富产品类型和多种传播平台的现代科学文化传媒集团迈进。

学习心得

相关阅读

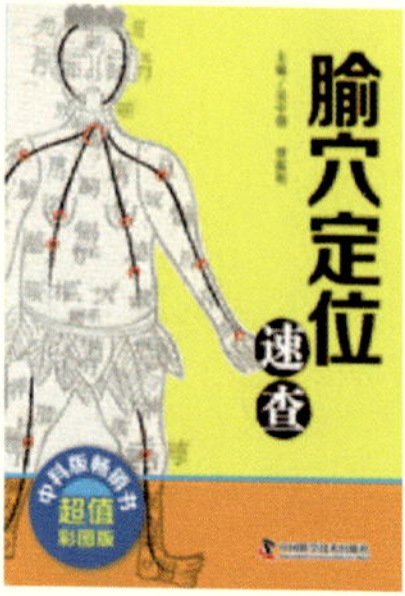

《腧穴定位速查》主编:吴中朝　曹振明
定价:29.80元

本书为《中医速查宝典系列》丛书之一,以国家标准为依据,采用彩色图片标定腧穴位置,共收录经穴、奇穴等400 多个穴位,具有形象、真实、简要、准确的特点,配有160 余幅彩图,图文互参,并记载了一些穴位的简便定位方法,方便实用,易于学习掌握,从而使广大学生、临床医生及针灸爱好者能够准确、快速地掌握腧穴定位。

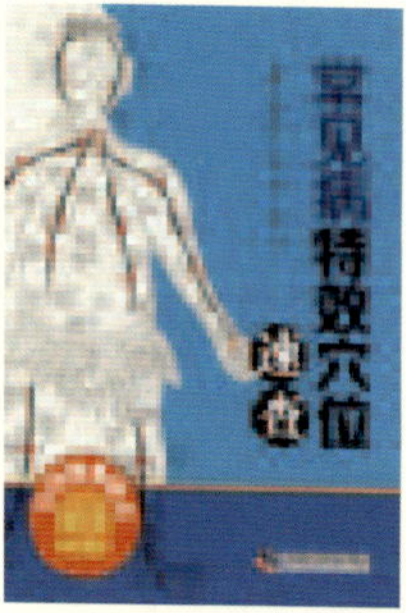

《常见病特效穴位速查》主编:郭长青　郭妍
张伟　定价:19.80元

本书为《中医速查宝典系列》丛书之一,由北京中医药大学针灸推拿学院、中国中医科学院资深专家、教授联袂精心编写而成。本书选取了临床上对某些疾病有特殊治疗作用或有特效的穴位,重点描述了特效穴的标准定位、刺灸法、功用和主治,并配以精美的插图,以方便读者准确地选取穴位。本书可供中医院校师生、针灸临床工作者、外国留学生及针灸爱好者阅读参考。

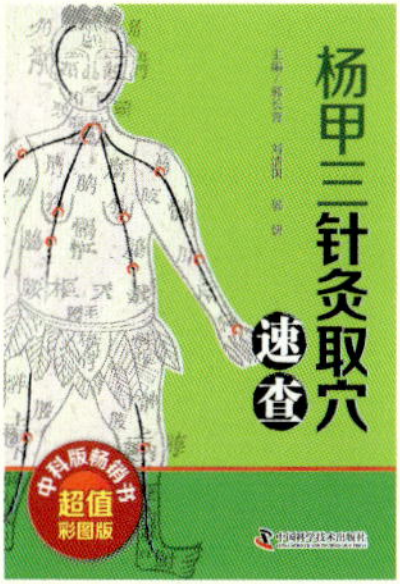

《杨甲三针灸取穴速查》主编:郭长青 刘清国 郭妍 定价:29.80元

本书为《中医速查宝典系列》丛书之一,由北京中医药大学针灸推拿学院、中国中医科学院资深专家、教授联袂精心编写。编者整理了著名针灸专家杨甲三教授的取穴方法,用400余幅清晰的图片对取穴方法准确地定位与描述,使读者能直观、形象地学习杨教授的取穴经验并运用于临床。同时,主要介绍了全身十四经穴,以及经外奇穴等近400个穴位的取穴方法。本书内容翔实,直观易学,特别适合于中医院校学生和针灸爱好者学习使用,也可供针灸临床、教学和科研工作者学习参考。

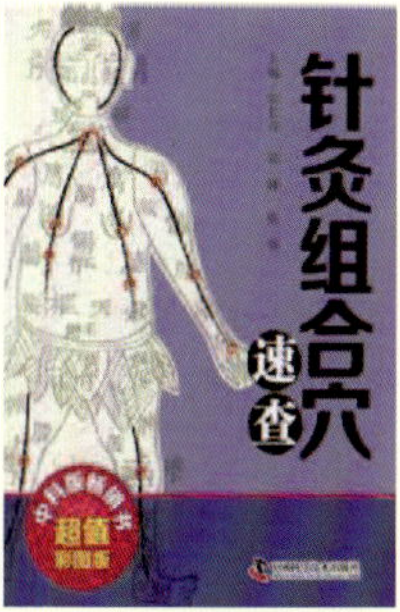

《针灸组合穴速查》主编:郭长青 郭妍 张伟 定价:19.80元

本书为《中医速查宝典系列》丛书之一,由北京中医药大学针灸推拿学院、中国中医科学院资深专家、教授联袂根据多年的针灸教学实践与临床实践,精心撰写而成。组合穴是由作用相同或相似的两个或两个以上穴位组成的穴组,穴组中各穴相互配合,协同发挥治疗作用,可提高疗效。本书重点描述了56组合穴的穴组主治、标准定位、取穴技巧、穴位解剖、毫针刺法,并配以精美的体表图和解剖图,读者可按图准确取穴,便于组合穴的临床应用。本书可供中医院校师生,针灸教学、科研和临床工作者,外国留学生及针灸爱好者参考使用。

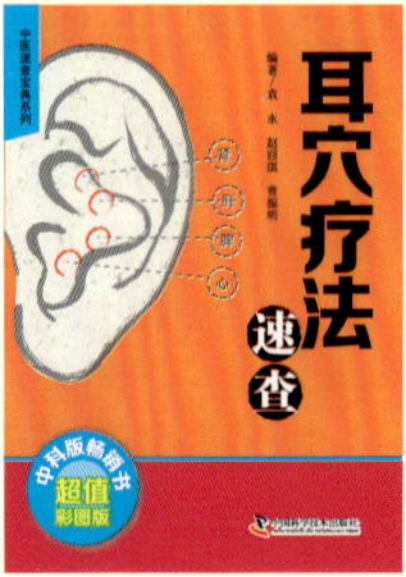

《耳穴疗法速查》编著:袁永 赵囧琪 曹振明 定价:19.80元

本书是《中医速查宝典系列》丛书之一。耳穴疗法是用针刺或其他方法刺激耳廓上的穴位,以防治疾病的一种方法。其治疗范围较广,操作方便,且对疾病的诊断也有一定的参考意义。编者在临床基础上总结了大量临床常见疾病的耳穴诊疗经验,通过图文互参的形式准确标定耳穴位置,内容实用,相信对读者日常生活中常见心身疾病的缓解与治疗有所裨益。

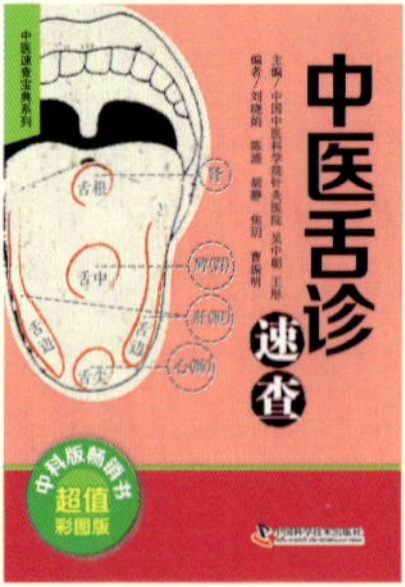

《中医舌诊速查》主编:吴中朝 王彤
定价:29.80元

本书为《中医速查宝典系列》丛书之一。舌,是人体脏腑气血及其功能状况的晴雨表,它不易受到外界环境变化影响,能较为真实地反映机体内在情况与疾病状况。本书详细讲述了舌诊的具体方法(包括查看舌的神、色、形、态,舌苔的厚薄、多少、颜色、润燥等)及不同体质的舌象辨识方法、治疗处方、补养方法,非常适合家庭、个人使用,以达到强身、防病的目的。